Suneha P. Shetty

Dor na articulação temporomandibular

Suneha P. Shetty

Dor na articulação temporomandibular

ScienciaScripts

Imprint

Cover image: www.ingimage.com

This book is a translation from the original published under ISBN 978-620-5-49717-3.

Publisher:
Sciencia Scripts
is a trademark of
Dodo Books Indian Ocean Ltd. and OmniScriptum S.R.L publishing group

120 High Road, East Finchley, London, N2 9ED, United Kingdom
Str. Armeneasca 28/1, office 1, Chisinau MD-2012, Republic of Moldova, Europe
Managing Directors: Ieva Konstantinova, Victoria Ursu
info@omniscriptum.com

Printed at: see last page
ISBN: 978-620-8-57687-5

ÍNDICE

CAPÍTULO 1

INTRODUÇÃO

A dor na articulação temporomandibular (ATM) é uma doença prevalente que afecta a articulação do maxilar e as estruturas circundantes, provocando um desconforto significativo, limitações funcionais e uma diminuição da qualidade de vida dos indivíduos afectados. A articulação temporomandibular actua como uma dobradiça que liga o osso maxilar (mandíbula) ao crânio, permitindo funções essenciais como a mastigação, a fala e a deglutição. No entanto, quando surge uma disfunção ou dor nesta articulação, esta pode ter um impacto profundo nas actividades diárias e no bem-estar geral de um indivíduo. A dor causada por perturbações temporomandibulares tem origem em condições musculares ou articulares, ou em ambas. Distinguir a origem exacta da dor é um desafio de diagnóstico significativo para os clínicos, e a gestão eficaz depende do estabelecimento de um diagnóstico correto.

As desordens temporomandibulares (DTM) podem muitas vezes ser confundidas com dor orofacial de origem variada, dor otalgica ou dor com origem na região cervical, uma vez que a articulação está intimamente associada a estas estruturas anatómicas. Por vezes, os médicos podem ter dificuldade em diagnosticar as DTM. Os doentes apresentam uma vasta gama de sintomas, tais como dor ao mastigar, dor no ouvido ou à frente do ouvido, ou dor inespecífica referida à testa e ao pescoço. A maioria dos doentes apresenta-se aos médicos de clínica geral ou aos dentistas, alguns dos quais podem ainda ser encaminhados para um otorrinolaringologista ou para um especialista em Otorrinolaringologia (ORL) sem um reconhecimento adequado da DTM. Poucos doentes consultam um ortopedista, tendo em conta o facto de existir um problema reconhecido na articulação, e um neurologista pode entrar em ação quando existe uma dor referida na face a partir da articulação.

Apesar da alta prevalência de dor na ATM, as causas e os mecanismos subjacentes ao seu desenvolvimento não são totalmente compreendidos. Trata-se de uma condição multifatorial influenciada por vários factores, incluindo aspectos anatómicos, fisiológicos, biomecânicos e psicossociais. A complexa interação destes factores exige uma compreensão abrangente da dor na ATM para desenvolver estratégias de diagnóstico e de gestão eficazes.

Referências

1. Dimitroulis G. Distúrbios temporomandibulares temporomandibulares: a clini- cal atualização. BMJ.

1998;317(7152):190–4.

2. Dimitroulis G. Gestão de distúrbios da articulação temporomandibular: a perspetiva de um cirurgião. Aust Dent J. 2018;63(Suppl 1):S79-90.

Capítulo 2

ANATOMIA DA ARTICULAÇÃO TEMPOROMANDIBULAR

Estrutura e função da ATM:

A articulação temporomandibular (ATM) é uma articulação sinovial que liga a mandíbula (maxilar inferior) ao osso temporal do crânio. É responsável pela abertura, fecho e movimentos laterais da mandíbula. A ATM é constituída por vários componentes que permitem o seu movimento complexo:

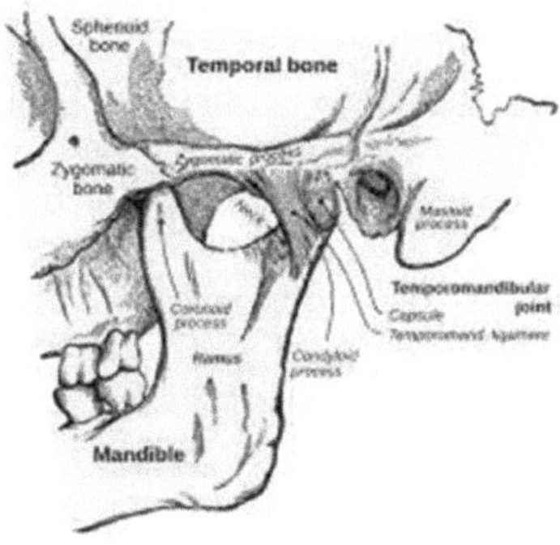

a) Superfícies Articulares: A articulação é formada pelo côndilo mandibular, que se articula com a fossa mandibular do osso temporal. As superfícies articulares são cobertas por uma camada de fibrocartilagem para reduzir o atrito e absorver o choque.

b) Disco Articular: Localizado entre o côndilo e a fossa, o disco articular é uma estrutura fibrocartilaginosa que divide a articulação em dois compartimentos: a cavidade sinovial superior e a cavidade articular inferior. O disco ajuda a manter a estabilidade da articulação, a distribuição da carga e o movimento suave.

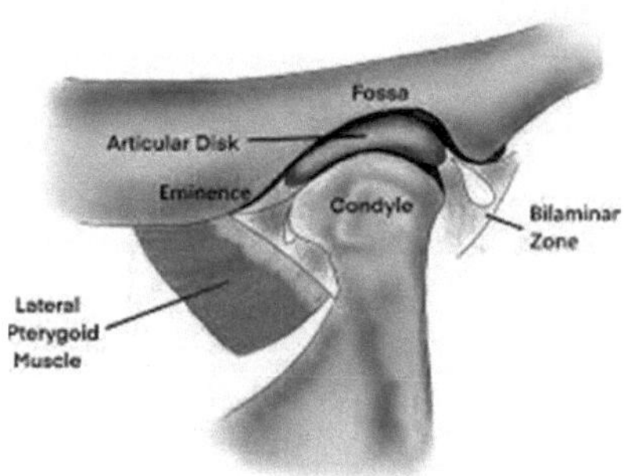

- Deslocação do disco: Em alguns casos, o disco articular pode deslocar-se ou ser deslocado da sua posição normal. Isto pode resultar numa condição denominada deslocação do disco ou distúrbio da articulação temporomandibular (DTM). A deslocação do disco pode causar dor, estalidos durante os movimentos do maxilar, mobilidade limitada do maxilar e outros sintomas.

c) Cápsula: A ATM está rodeada por uma cápsula fibrosa que lhe confere estabilidade e contém líquido sinovial, que lubrifica a articulação.

Músculos e ligamentos envolvidos: O movimento e a estabilidade da ATM são

influenciada por vários músculos e ligamentos que rodeiam a

articulação:

- Músculos da Mastigação: Os principais músculos responsáveis pelo movimento da mandíbula e pela mastigação são os músculos temporal, masseter, pterigóideo medial e pterigóideo lateral. Estes músculos coordenam-se para produzir os diferentes movimentos da mandíbula, incluindo a abertura, o fecho e os movimentos laterais.
- Ligamentos: A ATM é reforçada por vários ligamentos que proporcionam estabilidade e limitam o movimento excessivo. Os principais ligamentos incluem o ligamento temporomandibular, o ligamento estilomandibular e o ligamento esfenomandibular.

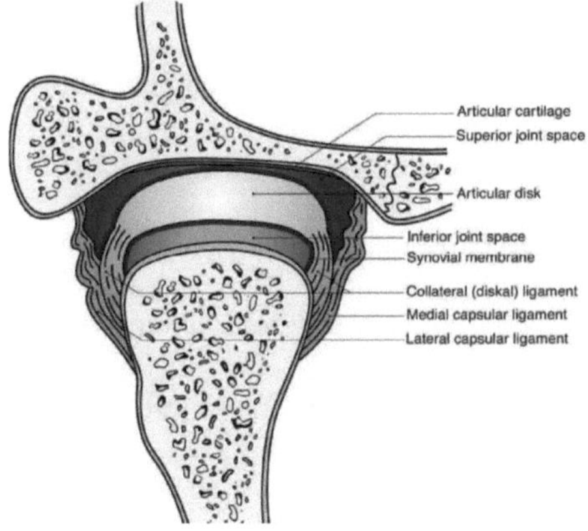

Compreender a anatomia e a fisiologia da ATM é crucial para compreender os mecanismos da dor e da disfunção da ATM. A interação complexa entre os componentes da articulação, os músculos, os ligamentos, os nervos e os vasos sanguíneos influencia a função global e a saúde da ATM.

Anatomia cirúrgica da ATM:

A artéria temporal superficial, a artéria facial transversa, o nervo auriculotemporal e o nervo facial (nervo craniano VII) estão intimamente envolvidos na dissecção cirúrgica da ATM. A artéria temporal superficial , um dos ramos terminais da carótida externa, começa atrás do colo do côndilo mandibular, profundamente à glândula parótida, à medida que emerge por trás da glândula parótida. Atravessa a raiz posterior do processo zigomático do osso temporal e entra na região temporal do couro cabeludo.

A artéria facial transversa surge da base da artéria temporal superficial e percorre quase transversalmente a face, encontrando-se na superfície externa do músculo masseter cerca de 1,5 cm abaixo do arco zigomático, mas acima do ducto parotídeo. O nervo auriculotemporal, um ramo sensorial cutâneo da divisão mandibular do nervo trigémeo (nervo craniano V), percorre a parte posterior do colo do côndilo ao nível inferior da fixação da cápsula. Desloca-se para cima através da raiz do arco zigomático, logo a seguir à artéria temporal superficial, que acompanha até ao couro cabeludo.

Seleção da incisão cirúrgica:

Com o desenvolvimento de uma vasta gama de abordagens cirúrgicas e incisões para a cirurgia da ATM, a escolha é, em grande parte, uma questão de julgamento pessoal com base no diagnóstico e na extensão da patologia articular, em princípios cirúrgicos sólidos e na aplicação da anatomia regional,

a preferência do doente e a capacidade e experiência do cirurgião. Deve ser utilizada a abordagem mais indicada em cada caso individual. A incisão pré-auricular permite uma exposição lateral e anterior máxima, resultando numa cicatriz pré-auricular ao longo de todo o seu comprimento. A incisão endaural resulta numa excelente exposição lateral e posterior com uma exposição anterior intermédia. A cicatriz é escondida pelo tragus, com a extensão superior visível na área pré-auricular, mas diminuída pelos pêlos da patilha. Não ocorre estenose do canal auditivo externo, pois apenas o meato anterior é envolvido. A incisão pós-auricular tem o melhor resultado estético, uma vez que fica escondida na prega pós-auricular. Esta abordagem permite uma excelente exposição da articulação posterior, uma boa exposição da articulação lateral e uma exposição anterior apenas razoável. Para aumentar a exposição lateral e anterior, a incisão pode ser levada anteriormente acima do pavilhão auricular para a área pré-auricular superior, mas isto resulta num resultado cosmético menos desejável. As desvantagens adicionais incluem a estenose do canal auditivo, a possibilidade de infeção e necrose da cartilagem auricular e a anestesia prolongada e quase completa do pavilhão auricular. A incisão submandibular ou de Risdon é a abordagem de escolha para procedimentos subcondilares, com excelente exposição da incisura coronoide e da área subcondiliana. A exposição direta da articulação não é adequada para a microcirurgia e, se necessário, deve ser utilizada a incisão pré-auricular, endaural ou pós-auricular.

As modificações da abordagem submandibular com uma incisão tipo Blair para a ressecção da glândula parótida resultam numa exposição adicional da ATM. A

frontal e zigomático

os ramos do nervo facial (nervo craniano VII) estão menos expostos a riscos com o nervo pós-auricular
e moderadamente em risco com a incisão endaural. Um risco ligeiramente maior para estes ramos do nervo facial ocorre com a incisão pré-auricular. A incisão submandibular está afastada dos ramos fronto-zigomáticos do nervo facial, mas está muito próxima dos ramos cervical e marginal da mandíbula, com risco acrescido. A incisão submandibular não tem sido utilizada em técnicas microcirúrgicas na ATM ou em procedimentos intracapsulares na ATM.

Referências:

1. Zarb GA, Carlsson GE. Desordens temporomandibulares: osteoartrite. J Orofac Pain. 1999;13:295-306.

2. Laskin DM, Greenfield W, Gale E. The President's conference on the

examination, diagnosis, and management of temporomandibular disorders. Chicago, IL: American Dental Association; 1983.

3. Tanaka E, Detamore MS, MercuriLG.Distúrbios degenerativos da articulação temporomandibular: etiologia e tratamento. J Dent Res 2008;87:296

Capítulo 3

ETIOLOGIA E DIAGNÓSTICO DIFERENCIAL DA DOR NA TMJ

Nenhum fator etiológico isolado ou modelo teórico único pode explicar de forma convincente a etiologia das DTMs. Os seguintes factores, embora não sejam causais, foram considerados associados às DTMs:

Temporomandibular Joint Pain	**Fractures**
Joint pain	**Congenital/developmental disorders**
• Arthralgia	
• Arthritis	• Aplasia
Joint disorders	• Hypoplasia
• Disc disorders	• Hyperplasia
- Disc displacement with reduction	**Masticatory Muscle Disorders**
- Disc displacement with reduction with intermittent locking	**Muscle Pain**
- Disc displacement without reduction with limited opening	• Myalgia
- Disc displacement without reduction without limited opening	- Local myalgia
	- Myofascial pain
• Hypomobility disorders other than disc disorders	- Myofascial pain with referral
	• Tendonitis
- Adhesions/Adherence	• Myositis Spasm
- Ankylosis Fibrous Osseous	**Contracture**

•	
• Hypermobility disorders	**Hypertrophy**
- DislocationsSubluxationLuxation	**Neoplasm**
Joint diseases	**Movement disorders**
• Degenerative joint disease	• Orofacial dyskinesia
- Osteoarthritis	• Oromandibular dystonia
- Osteoarthrosis	**Masticatory muscle pain attributed to systemic/**
• Systemic arthritides	**central disorders**
• Condylysis/ Idiopathic condylar resorption	• Fibromyalgia/widespread pain
• Osteochondrosis dissecans	**Headache Disorders** Headache attributed to TMD
• Osteonecrosis	**Associated Structures** Coronoid hyperplasia
• Neoplasm	
• Synovial chondromatosis	

Etiologia da dor na ATM:

- *Factores iniciadores:* Que podem causar o aparecimento de DTMs.
- *Factores predisponentes:* Que aumentam o risco de DTMs.
- *Factores de perpetuação:* Que interferem na cura ou aumentam a progressão da doença
TMDs.

Trauma

Se a força aplicada às estruturas mastigatórias exceder a carga funcional normal, ocorre um trauma, que pode ser macrotrauma (direto e indireto) e/ou microtrauma.

Trauma direto Qualquer golpe súbito e normalmente isolado pode resultar em trauma direto. Nas DTM, este tipo de traumatismo inclui lesões diretas na mandíbula e/ou na ATM que resultam em falha estrutural e perda de função, abertura ampla ou prolongada da boca, lesões da mandíbula auto-relatadas devido a bocejos ou abertura prolongada da boca, entubação, extracções de terceiros molares e disfunção transitória e permanente da ATM após procedimentos de gestão das vias aéreas superiores.

Trauma Indireto Um golpe súbito sem contacto direto com as estruturas afectadas resulta em trauma indireto. Os traumas indirectos relacionados com as DTMs incluem lesões de aceleração-desaceleração (flexão-extensão) (*whiplash*) sem um golpe direto na face (a relação causal direta é ainda controversa). Os sintomas das DTMs podem resultar, não devido à tensão mandibular causada pelo trauma, mas da dor referida através de vias reconhecidas de dor heterotópica da área cervical para a área do trigémeo.

Microtrauma A força prolongada e repetida ao longo do tempo, tal como a carga adversa sustentada e repetitiva do sistema mastigatório através de desequilíbrios posturais ou de hábitos parafuncionais, pode resultar em microtrauma. Os hábitos posturais, como a posição da cabeça para a frente ou o apoio do telefone, podem provocar dores músculo-esqueléticas, incluindo dores de cabeça, no doente com DTM. A relação entre os sintomas de DTM e a presença de hábitos parafuncionais ainda é conflituosa.

Factores anatómicos

Factores esqueléticos As relações biomecânicas adversas de origem genética, de desenvolvimento ou iatrogénica, tais como malformações esqueléticas graves, discrepâncias inter-arcos e intra-arcos e lesões dentárias passadas podem desempenhar um papel nas DTMs, mas este papel ainda não é suficientemente convincente.

Relações Oclusais As caraterísticas oclusais, como os contactos posteriores funcionais e não funcionais e as discrepâncias entre a posição de contacto retruída (RCP) e a posição intercuspídea (ICP), têm sido habitualmente identificadas como factores predisponentes, iniciadores e perpetuadores das DTMs, embora evidências recentes sugiram que a influência da oclusão no aparecimento e desenvolvimento das DTMs é reduzida.

Factores fisiopatológicos

Factores Sistémicos Incluem fisiopatologias sistémicas, tais como distúrbios degenerativos, endócrinos, infecciosos, metabólicos, neoplásicos, neurológicos, reumatológicos e vasculares, que podem influenciar as DTMs locais, com os factores sistémicos a actuarem simultaneamente a nível central e local (periférico). Estas situações devem ser geridas em cooperação com o médico de cuidados primários do doente ou outros médicos especialistas.

Factores locais (periféricos) Vários factores locais (periféricos) que têm sido implicados nas DTM incluem a eficiência mastigatória, a sensibilidade do músculo mastigatório, a atividade do músculo cervical, as respostas patológicas e adaptativas à doença na ATM, como a osteoartrite, os perfis de citocinas, a "aderência" friccional do disco, a pressão intracapsular, as hormonas femininas, a rutura mecânica do disco articular e a acumulação de radicais livres após o stress mecânico.

Factores genéticos Os haplótipos do gene que codifica a catecol-O-metiltransferase (COMT) foram associados à sensibilidade experimental à dor e ao risco de desenvolvimento de DTMs miogénicas. Foram encontradas evidências de associações genéticas em vários fenótipos intermediários pronociceptivos e do seu papel contributivo nas DTMs. Foram identificados polimorfismos de nucleótido único (SNP) que representam 358 genes envolvidos em sistemas biológicos associados à perceção da dor, o que confirma que múltiplas vias genéticas e biológicas contribuem para a

risco de DTMs.

Factores psicossociais

Os factores que afectam a capacidade de adaptação do doente, tais como as variáveis individuais, interpessoais e situacionais, constituem os factores psicossociais. A ansiedade tem sido mais referida em doentes com DTM do que em grupos de controlo saudáveis. Além disso, em alguns doentes, o stress emocional pode manifestar-se apenas por DTMs ou sintomas de dor orofacial. Qualquer comprometimento psicológico em pacientes com DTM pode estar meramente associado à presença de persistência da dor, em comparação com indivíduos saudáveis. De acordo com a avaliação do grupo de estudo Orofacial Pain Prospective Evaluation and Risk Assessment (OPPERA), os casos de DTM são diferentes dos controlos em múltiplos domínios fenotípicos, incluindo factores sociodemográficos, variáveis clínicas, funcionamento psicológico, sensibilidade à dor, respostas autonómicas e associações genéticas.

Distúrbios intra-articulares da ATM

Dor nas articulações

A dor na ATM e à sua volta e a cefaleia associada são queixas comuns em pacientes com dor facial e pensa-se que estejam relacionadas com distúrbios da ATM. Parece lógico que essa dor tenha origem nas superfícies articulares quando a articulação é carregada pelos músculos. No entanto, isto é impossível numa articulação saudável, uma vez que não existe inervação das superfícies articulares.

A dor articular só pode ter origem em nociceptores localizados nos tecidos moles que rodeiam a articulação. Três tecidos periarticulares contêm esses nociceptores, nomeadamente os ligamentos discais, os ligamentos capsulares e os tecidos retrodiscais. Quando estes ligamentos são alongados ou os tecidos retrodiscais comprimidos, os nociceptores emitem sinais e a dor é sentida. A pessoa não consegue distinguir entre as três estruturas e os nociceptores que são estimulados em qualquer uma destas estruturas irradiam sinais que são percepcionados como dores articulares.

A estimulação dos nociceptores cria uma ação inibitória nos músculos que movimentam a mandíbula. Assim, quando a dor é sentida de forma súbita e inesperada, o movimento mandibular cessa imediatamente (*reflexo nociceptivo*). Quando a dor crónica é sentida, o movimento torna-se limitado e muito deliberado (*co-contração protetora*).

Artralgia

A artralgia refere-se à dor de origem articular afetada pelo movimento, função ou parafunção da mandíbula. É o segundo diagnóstico mais comum para a dor da DTM (a mialgia é o mais comum) e uma queixa comum apresentada por muitos doentes que consultam cirurgiões maxilofaciais, dentistas e otologistas. O diagnóstico é efectuado com base na história de dor relatada pelo próprio e com base no exame clínico. Durante o exame, a reprodução desta dor é efectuada através de testes de provocação, quer durante o movimento mandibular, quer durante a palpação das ATMs.

Etiologia: A harmonia oclusal deve ser verificada para detetar padrões de mordida anormais e má oclusão que possam aumentar a pressão condilar na fossa. Os pontos altos das restaurações e a posição anormal dos dentes, que causam interferências oclusais durante a mastigação, podem causar uma distribuição desigual do movimento e do stress entre as duas articulações, levando à dor. Além disso, o desenvolvimento de dor está associado a hábitos de cerrar a mandíbula e ranger de dentes noturnos, como sinais musculares de ansiedade.

Achados clínicos: A história é positiva para dor na mandíbula, têmpora, na frente da orelha, ou na orelha com confirmação do examinador da localização da dor numa estrutura mastigatória nos últimos 30 dias e dor alterada com o movimento da mandíbula, função ou parafunção.

A dor na articulação está relacionada com o movimento e, por isso, o desconforto pode ocorrer com a abertura extrema da boca, ao mastigar alimentos, com o cerrar da mandíbula e o ranger dos dentes (bruxismo) e com o movimento mandibular durante a fala. Normalmente é unilateral, mas se for bilateral, é pior num lado do que no outro. A dor de ouvido pode ser experiência inicial do doente, uma vez que o fornecimento comum do nervo auriculotemporal à ATM, ao ouvido externo e à membrana timpânica é responsável pelo facto de o desconforto na ATM ser percebido como dor no ouvido. Nalguns doentes, ocorrem estalidos ou estalidos transitórios e indolores nas articulações.

A confirmação da localização da dor na zona da ATM inclui pelo menos um dos seguintes testes:

- Palpação do pólo lateral (0,5 kg de pressão) ou à volta do pólo lateral (1,0 kg de pressão)

pressão).

- Abertura máxima não assistida ou assistida, movimentos laterais à direita ou à esquerda, ou movimentos protrusivos.

O exame da ATM provoca um relato de dor familiar (definida como semelhante ou como a dor que o doente sentiu na área mastigatória palpada durante os últimos 30 dias). A articulação do lado afetado está dorida e o seu movimento é limitado. O lado não afetado permite que o seu côndilo deslize completamente na excursão normal de abertura da mandíbula. O lado afetado está preso, o que provoca o desvio do queixo para o lado afetado; daí a careta que se observa quando o doente abre bem a boca. Pode ou não haver crepitação dentro da articulação (*crepitação* é a sensação de esmagamento ou estalido sob os dedos do examinador causada pelo esmagamento do menisco dentro da articulação temporomandibular).

Imagiologia: As radiografias da ATM devem ser obtidas em todos os casos de artralgia. São necessárias vistas bilaterais, mesmo que os sintomas sejam unilaterais. Exames de

A boca nas posições aberta e fechada é efectuada e a informação de diagnóstico é prontamente obtida relativamente à forma e contorno condilares, à presença ou ausência de uma zona cartilaginosa adequada entre as superfícies articulares e à extensão do movimento condilar.

Tratamento: O tratamento inclui medicação, correção oclusal e mecânica e, finalmente, artroplastia. A medicação útil inclui fármacos que modificam o estado psíquico, nomeadamente os tranquilizantes como o meprobamato, o clordiazepóxido

cloridrato, ou os medicamentos antidepressivos como o diazepam, prescritos em
em conjunto com relaxantes musculares. As correcções oclusais são feitas para remover eventuais interferências durante a mastigação normal. Para além de melhorar a oclusão, pode ser utilizado um aparelho bite-plane para distrair as superfícies oclusais, permitir o deslizamento da mandíbula sem interferência da dentição maxilar e, consequentemente, aliviar as forças de pressão na ATM. A artroplastia está reservada para os doentes que não obtêm alívio com medicação e equilíbrio oclusal.

Artrite

A artrite é diagnosticada quando a ATM é sensível à palpação (tal como acontece com a artralgia), mas a ATM também apresenta caraterísticas clínicas de inflamação ou infeção, por exemplo, edema, eritema e/ou aumento da temperatura. Pode surgir em associação com traumatismos. Os sintomas associados podem incluir alterações oclusais, como mordida aberta posterior ipsilateral, se o inchaço intra-articular estiver presente unilateralmente. No caso desta doença localizada, não deve haver história de doença inflamatória sistémica.

Para além de uma história positiva para artralgia, há também inchaço, vermelhidão e/ou aumento da temperatura na frente da orelha e alterações oclusais dentárias resultantes de exsudado inflamatório articular (por exemplo, mordida aberta posterior). O exame é positivo para as mesmas caraterísticas. A mordida aberta posterior unilateral ou bilateral não pode ser atribuída a outras causas. O doente é negativo para doenças reumatológicas, incluindo as da artrite sistémica. A dor não é melhor explicada por outro diagnóstico de dor.

Perturbações das articulações

Distúrbios do complexo disco-côndilo

As perturbações do complexo disco-côndilo (o desarranjo interno da ATM representa as fases iniciais da perturbação do complexo disco-côndilo) constituem a maioria das perturbações da ATM na população em geral. Uma vez que a deslocação do disco é tão comum na população em geral e na população com DTM, pode ser normalmente considerada apenas uma acomodação fisiológica sem significado clínico. Uma revisão da biomecânica normal do complexo disco-côndilo ajudaria a compreender melhor as perturbações do complexo disco-côndilo.

A ATM é capaz de efetuar movimentos de rotação no compartimento inferior e movimentos de translação no compartimento superior. Durante a função, os ligamentos laterais e mediais permitem o movimento de rotação livre do côndilo mandibular na superfície inferior do disco interarticular, e o complexo disco-côndilo move-se dentro da fossa e translada-se sem impedimentos ao longo da vertente posterior da eminência articular. Para além disso, são possíveis movimentos laterais limitados.

Durante todos estes movimentos normais da ATM, o disco interarticular é sempre posicionado entre a fossa/eminência e o côndilo pela ação do músculo pterigóideo lateral superior e pelas propriedades elásticas mais superiores da fixação posterior conhecida como lâmina retrodiscal superior posterior do tecido retrodiscal. A translação do côndilo ocorre como resultado da ação do músculo pterigóideo lateral inferior, que projecta a mandíbula, actuando em conjunto com outros depressores mandibulares da musculatura infra-hióidea e supra-hióidea.

O movimento do disco também é controlado pela lâmina retrodiscal superior e posterior, que actua passivamente para puxar o disco posteriormente durante a abertura, à medida que o côndilo se translada anteriormente. O músculo pterigoide lateral superior contrai-se excentricamente durante o encerramento para estabilizar o disco contra a inclinação distal da eminência articular.

As perturbações do complexo disco-côndilo incluem a deslocação anterior do disco com e sem redução. Para que um disco se desloque, o tecido retrodiscal e os ligamentos colaterais devem esticar-se, permitindo que o disco se desloque anteriormente. Os discos deslocados posteriormente são muito raros. Quando o disco é deslocado, a parte do tecido retrodiscal localizada onde o disco costumava estar é agora sujeita a cargas repetidas pelo côndilo, levando a alterações adaptativas e fornecendo assim a maioria das caraterísticas físicas do disco; este retrodisco modificado é também referido como *pseudodisco*. O disco deslocado anteriormente não pode retrair-se de volta à sua relação normal disco-côndilo, porque os ligamentos esticados não encurtam nem apertam mais tarde.

Classificação de Wilkes dos distúrbios internos

As doenças do côndilo discal podem ser estadiadas com base nas caraterísticas da dor, na quantidade de abertura da boca, na localização/condição do disco e na alteração da anatomia da articulação, conforme observado no exame físico, na RMN e na artroscopia.

	Pain	Opening	Disc location	Anatomy
StageI	Occasional painless click	No limitation	Slightly forward	Normal
StageII	Painful click	Intermittent locking	Moderate anterior disc displacement with reduction	Disc deformity
StageIII	Pain duringfunction	Locked and restricted motion	Complete disc displacement without reduction	Disc deformity/no bonyor early changes
StageIV	Continuous pain	Locked and restricted motion	Complete disc displacement without reduction	Moderate degenerativebony changes
StageV	Severe pain	Locked and severely restricted motion	Perforation of retrodiscal tissue; possible disc perforation	Severe degenerative bony changes

Deslocamento do disco com redução

O diagnóstico de deslocação do disco com redução é feito quando o doente apresenta uma história de um clique ou estalido e pode ser sentido quando o doente move a mandíbula.

Quando o doente abre a boca, o côndilo desloca-se para a frente e passa para uma zona intermédia do disco (posição reduzida) que pode provocar o clique ou estalido de abertura. À medida que a boca continua a abrir-se, o côndilo continua a transladar para a frente com

o disco e permanece na zona intermédia do disco. Quando o paciente fecha a

Quando a boca se fecha, o côndilo retrocede e volta a mover-se sob a banda posterior para o tecido retrodiscal, o que pode causar novamente o clique ou estalido de fecho. À medida que a boca continua a fechar, o côndilo permanece sobre o tecido retrodiscal. O significado da palavra "*redução*" aqui significa "voltar à sua posição normal". Na deslocação do disco com redução, o alinhamento disco-côndilo regressa ao seu alinhamento normal durante a abertura, uma vez que o côndilo se move sob a banda posterior e sobre a zona intermédia do disco.

Quando é necessário confirmar este diagnóstico, os critérios de análise imagiológica, através da RMN da ATM, são positivos para ambos os seguintes aspectos: Na posição máxima intercuspídea, a banda posterior do disco está localizada anteriormente à posição 11:30, e a zona intermédia do disco é anterior ao côndilo e à eminência articular; na abertura total, a zona intermédia do disco está posicionada entre o côndilo e a eminência articular. Uma vez que a vibração pode viajar através da mandíbula e ser sentida na ATM contralateral e confundir o doente/praticante quanto à ATM que está a gerar o clique/pop, pode pedir-se ao doente que comece em máxima intercuspidação e se mova lateralmente para um lado várias vezes e depois lateralmente para o outro lado várias vezes. O clique ou estalido é gerado durante a fase de translação, e o côndilo que estiver a transladar quando o ruído é gerado é geralmente a fonte do ruído.

A deslocação do disco com redução geralmente não evolui para deslocação do disco

sem redução, exceto se o doente tiver dor ou bloqueio intermitente. Se o ruído for

se o ruído da ATM for a única queixa e não for um problema para o paciente, recomenda-se que o profissional não ofereça nenhuma terapia além da educação sobre o funcionamento da ATM e informe ao paciente que o ruído da ATM é semelhante aos ruídos de outras articulações do corpo. Se o paciente desejar um tratamento para reduzir o ruído da ATM, pode ser aconselhado o uso de um aparelho de estabilização durante a noite.

Deslocamento do disco com redução com bloqueio intermitente

O diagnóstico de deslocamento discal com redução com travamento intermitente é feito quando o paciente apresenta um deslocamento discal com redução e relata que ocasionalmente a estrutura da ATM que normalmente causa o estalido bloqueia o movimento do cílio, não permitindo que a boca obtenha sua abertura normal. Esse bloqueio ocorre repentinamente, podendo durar de segundos a dias, e depois se solta subitamente. Quando a abertura limitada ocorre, pode ser necessária uma manobra para desbloquear a ATM.

O exame é positivo para a deslocação do disco com redução, tal como definido acima. Quando é necessário confirmar este diagnóstico, os critérios de análise imagiológica são os mesmos que para a deslocação do disco com redução. Se ocorrer um bloqueio durante a imagiologia, será feito um diagnóstico baseado na imagiologia de deslocação do disco sem redução, sendo necessária a confirmação clínica da reversão para bloqueio intermitente.

Se um estalido estiver associado a um travamento ou a um bloqueio intermitente, por medo, este pode evoluir para um bloqueio contínuo (deslocamento do disco sem redução com

abertura). As terapias tradicionais para as DTMs devem ser realizadas para eliminar a captura ou
bloqueio intermitente e reduzir a possibilidade de este evoluir para um bloqueio contínuo.

Deslocamento do disco sem redução com abertura limitada

O diagnóstico de deslocação do disco sem redução com abertura limitada (*fechadura fechada*) é feito quando um doente apresenta uma abertura limitada marcada, contínua e súbita (menos de 40 mm). Os próprios doentes estão normalmente conscientes de que a estrutura da ATM que normalmente causava o clique está agora a bloquear a obtenção da sua abertura normal. Podem também relatar que a sua ATM ficou presa nesse local ou que tiveram esse problema de forma intermitente (com duração de segundos a dias), que subitamente se libertou e lhes permitiu recuperar a sua abertura normal.

À medida que a boca se abre, o côndilo roda primeiro e depois tenta transladar para a frente, mas o côndilo não consegue deslizar sob a banda posterior do disco para reduzir para a zona intermédia do disco. A translação é limitada pelo disco e, normalmente, o doente só consegue abrir inicialmente entre 20 e 30 mm.

Quando o paciente tenta abrir mais, a translação do côndilo ipsilateral é restringida pelo disco, enquanto o côndilo contralateral se translada para além desse ponto, fazendo com que a porção anterior da mandíbula se desvie para o lado afetado.

A história é positiva para travamento ou bloqueio da mandíbula, de modo que esta não se abre totalmente e a limitação da abertura da mandíbula é suficientemente grave para interferir com a capacidade de comer. O exame revela uma abertura máxima assistida (estiramento passivo) < 40 mm, incluindo a sobreposição incisal vertical. Quando este diagnóstico tem de ser confirmado, os critérios de análise imagiológica, utilizando a RM da ATM, são positivos para ambos os seguintes aspectos: Na posição máxima intercuspídea, a banda posterior do disco está localizada anteriormente à posição 11:30, e a zona intermédia do disco é anterior ao côndilo e à eminência articular; na abertura total, a zona intermédia do disco está posicionada anteriormente ao côndilo.

Uma abertura limitada acentuada semelhante também pode ser observada numa doença muscular, mas a apresentação é de início gradual na doença muscular (horas a dias). Os doentes com um espasmo do pterigoide lateral apresentam frequentemente um início imediato de uma abertura limitada, em que a capacidade de translação do côndilo ipsilateral é restringida (devido à incapacidade de contração do pterigoide lateral e não ao bloqueio da translação do côndilo pelo disco), imitando assim a deslocação do disco sem redução com abertura limitada. Para diferenciar estas duas apresentações semelhantes, os doentes com uma deslocação do disco sem redução com abertura limitada podem geralmente colocar os dentes na máxima intercuspidação sem dor, enquanto os doentes com um espasmo do pterigoide lateral referem geralmente que não conseguem fechar ou têm uma dor significativa quando fecham na máxima intercuspidação. Se a limitada súbita for devida a um trauma externo, esta abertura limitada pode ser causada por uma lesão muscular, artralgia da ATM, fratura do côndilo ou outras causas para além de um deslocamento do disco

sem redução com abertura limitada.

Deslocamento do disco sem redução sem abertura limitada

Um diagnóstico de deslocação do disco sem redução sem abertura limitada é feito quando o doente tem uma história de abertura limitada de início súbito que aumentou gradualmente para 40 mm ou mais. Isto sugere que o doente teve uma deslocação do disco sem redução com abertura limitada e, ao longo do tempo, o tecido retrodiscal esticou e permitiu que o disco avançasse, permitindo assim que o côndilo se transladasse mais e que o doente abrisse mais.

Cada vez que o indivíduo tenta abrir para além da restrição, o côndilo é empurrado contra o lado posterior do disco, criando uma força de estiramento no tecido retrodiscal. Um impacto semelhante e repetido na parte posterior do disco estica suficientemente o tecido retrodiscal ao longo do tempo, permitindo que o disco se mova para a frente de modo a que a translação e a abertura normais sejam finalmente recuperadas. Esta transição pode ocorrer imediatamente ou prolongar-se por períodos de tempo variáveis, como dias ou anos. Alguns doentes podem passar por esta transição sem tratamento (alguns com um desconforto mínimo), enquanto os restantes procuram tratamento para a abertura que não está a aumentar progressivamente.

Distúrbios de hipomobilidade

Para além dos distúrbios do complexo do côndilo, algumas outras condições podem também causar restrição da capacidade de translação ou rotação do côndilo, resultando assim no facto de a ATM não permitir que a mandíbula tenha uma amplitude de movimento normal.

Aderência/Adesões

A aderência refere-se a uma colagem transitória das superfícies articulares. No entanto, períodos prolongados de aderência podem resultar em verdadeiras aderências, em que se formam bandas fibrosas de tecido conjuntivo entre as superfícies articulares do côndilo ou da fossa mandibular, o disco ou os tecidos circundantes.

As aderências ocorrem secundárias a uma carga estática prolongada das superfícies da ATM (por exemplo, cerrar a mandíbula durante o sono), inflamação articular ou hemartrose após macrotrauma ou cirurgia da ATM, ou condições sistémicas, como uma doença poliartrítica, e estão normalmente associadas a perturbações discais.

Normalmente, quando a articulação é carregada, a lubrificação por escoamento é esgotada e a lubrificação de contorno assume o controlo para evitar aderências. Mas em caso de carga estática prolongada da mandíbula, a lubrificação de contorno não é suficiente para compensar a exaustão da lubrificação por escoamento, resultando na aderência do disco com o compartimento articular superior ou inferior.

O doente apresenta-se com história de perda de mobilidade da mandíbula e sem história de estalidos na ATM (historicamente para diferenciar de deslocação do disco sem redução com abertura limitada).

Anquilose

A anquilose é a restrição firme do côndilo devido a bandas fibrosas ou união óssea dentro da ATM, mais comummente resultante de trauma na mandíbula e/ou ATM.

A dor não está normalmente associada à anquilose. O côndilo envolvido pode não ser capaz de se transladar e pode ter uma rotação limitada, fazendo com que o doente tenha uma abertura muito limitada, dependendo do tipo e da extensão da anquilose. A sensibilidade e a especificidade não foram estabelecidas para estas perturbações.

O diagnóstico diferencial clínico da anquilose deve incluir a pseudo-anquilose de patologia extra-articular que ocorre na hipomobilidade da articulação devido a hiperplasia da coroideia (*doença de Jacob*), aderências fibrosas entre a coroideia e a tuberosidade do maxilar ou do zigoma, fratura deprimida do arco zigomático, fratura deslocada do complexo zigomático, cicatrizes do músculo temporal ou miosite ossificante.

Anquilose fibrosa

A anquilose fibrosa resulta da formação de tecido fibrótico entre as superfícies de articulação do côndilo ou da fossa mandibular, o disco ou os tecidos circundantes. Não existem alterações ósseas grosseiras nem achados radiográficos para além da ausência de translação do côndilo ipsilateral na abertura.

Os achados do paciente incluem história de perda progressiva da mobilidade da mandíbula; achados positivos de amplitude de movimento severamente limitada na abertura, desvio da mandíbula não corrigido para o lado afetado e laterotrusão limitada marcada para o lado contralateral; e achados positivos na imagem de TC/CBCT de diminuição da translação condilar ipsilateral na abertura e um espaço articular entre o côndilo ipsilateral e a eminência.

Anquilose óssea

A formação óssea entre o côndilo e a fossa resulta normalmente em anquilose óssea, e o doente tem uma abertura mais restrita do que na anquilose fibrosa ou mesmo na imobilidade completa da articulação. Os achados caraterísticos incluem evidência radiográfica de proliferação óssea com deflexão marcada para o lado afetado e laterotrusão limitada marcada para o lado contralateral.

Os achados do doente incluem uma história de perda progressiva da mobilidade do maxilar, achados de exame positivos, tais como ausência ou limitação grave da mobilidade do maxilar em todos os movimentos, e uma TC/CBCT positiva para a evidência baseada em imagens de proliferação óssea, com obliteração de parte ou da totalidade do espaço articular.

Distúrbios de hipermobilidade Os distúrbios de hipermobilidade incluem dois tipos de luxações da ATM em que o côndilo fica preso na frente da eminência articular, como resultado da eminência articular obstruir o movimento posterior da unidade do discôndilo, o disco obstruir o movimento posterior do côndilo, ou uma combinação de ambos. Note-se que o côndilo é frequentemente anterior à eminência na abertura total da boca e, portanto, por si só, não é um preditor de distúrbios de hipermobilidade. A duração da deslocação pode ser momentânea ou prolongada. A dor pode ocorrer no momento da luxação com dor residual após o episódio.

Subluxação (Deslocação parcial)

Esta é uma condição que envolve o complexo disco-côndilo e a eminência articular. O diagnóstico de subluxação é feito quando, na posição de boca aberta, o complexo disco-côndilo está posicionado anteriormente à eminência articular e é incapaz de voltar à posição normal de boca fechada sem uma manobra manipulativa do paciente.

As causas de subluxação incluem o afrouxamento da cápsula articular e dos ligamentos, observado em lesões por extensão excessiva, após procedimentos dentários que requerem uma abertura prolongada da boca ou bocejo excessivo, traumatismo extrínseco (entubação, endoscopia) e doenças do tecido conjuntivo (*síndrome de Ehlers-Danlos, síndrome de Marfansy*).

Luxação (deslocação, bloqueio aberto)

Esta é uma condição em que o complexo disco-côndilo está posicionado anteriormente à eminência articular e é incapaz de regressar à fossa sem uma manobra manipulativa específica por parte de um médico. Esta situação é também designada por *bloqueio aberto*.

As causas da luxação incluem o afrouxamento capsular pós-traumático, a abertura prolongada da boca, a subluxação crónica, as perturbações convulsivas, o parkinsonismo, a discinesia tardia induzida por medicamentos (neurolépticos como as fenotiazinas), defeitos na superfície óssea (eminência articular superficial) ou uma predisposição genética (*síndrome de Ehlers-Danlos, síndrome de Marfan*).

Relatos de doentes sobre a incapacidade de fechar a boca após uma abertura ampla e que o fecho da boca pode ser

A posição da mandíbula é positiva e só pode ser alcançada com uma manobra mandibular específica efectuada pelo médico. O exame é positivo para boca aberta, posição protrusa da mandíbula e posição lateral para o lado contralateral se for unilateral.

Tipos de deslocação

- *Luxação anterior - o côndilo* desloca-se anteriormente à eminência articular.
- *Variante anterolateral.*
- *Variante posterior - A cabeça* do côndilo é deslocada posteriormente à sua posição habitual, normalmente associada a uma fratura da base do crânio ou da parede anterior do meato ósseo.
- *Lateral* luxação-Tipo 1, subluxação lateral, e tipo 2, uma luxação completa do côndilo se forçada lateralmente e superiormente à fossa temporal.
- *Luxação superior - Luxação* na fossa craniana média, associada a fratura da fossa glenoide.

Quando este diagnóstico tem de ser confirmado, os exames de TCFC ou RMN revelam que o côndilo está anterior à eminência articular com o doente a tentar fechar a boca.

Doenças das articulações

Artrite da articulação temporomandibular

A artrite é a patologia mais frequente da ATM, afectando a sinóvia, a cartilagem, a cápsula, a bursa, os tendões e os côndilos. As doenças artríticas de etiologia variável afectam a ATM, mas apresentam sinais e sintomas semelhantes, pelo que uma história cuidada

A realização de um exame físico e de uma avaliação radiográfica são essenciais para chegar a um diagnóstico exato. Estas artrites da ATM dividem-se, em termos gerais, em tipos de inflamação baixa e alta.

As condições artríticas pouco inflamatórias começam na matriz da superfície articular da articulação e envolvem ainda o osso subcondilar e a cápsula. O tipo clássico de artrite pouco inflamatória é uma doença articular degenerativa, como a osteoartrite primária, que se deve a uma carga funcional relacionada com a idade ou a um traumatismo induzido. Estas condições nunca requerem uma intervenção cirúrgica invasiva se forem geridas adequadamente nas suas fases iniciais . Os indivíduos com o tipo pouco inflamatório apresentam baixas contagens de leucócitos no líquido sinovial, os resultados laboratoriais são consistentes com uma atividade inflamatória de baixo nível e a articulação afetada apresenta uma degeneração focal nas imagens.

As condições artríticas altamente inflamatórias envolvem principalmente as células sinoviais e o osso da articulação. O exemplo clássico de artrite altamente inflamatória é a artrite reumatoide. Em todos os casos, a ATM pode estar envolvida e pode ser necessária uma intervenção cirúrgica para aliviar os sintomas e corrigir os problemas funcionais e estéticos associados. Os indivíduos com artrite de tipo altamente inflamatório têm uma contagem elevada de leucócitos no líquido sinovial e apresentam uma degenerescência extensa e mais difusa das articulações envolvidas nos exames imagiológicos.

Artrite traumática

Frequentemente, a artrite ocorre secundária a um traumatismo agudo ou crónico, na maioria dos casos
história de relatos de lesões por efeito de chicotada em acidentes rodoviários. Devido às sequelas crónicas, deve ser feita uma análise cuidadosa logo após as lesões, de modo a compreender o estado patológico intra-articular e a aproveitar as opções terapêuticas.

A artrite traumática resulta da cascata de eventos desencadeada pela libertação de citocinas pró-inflamatórias, como resposta intra-articular imediata dos tecidos articulares a episódios únicos ou repetitivos de trauma agudo. Esta resposta inflamatória depende da magnitude do trauma sofrido pelos tecidos articulares e do padrão biomecânico do trauma e pode variar de edema, sinovite e hemartrose a fracturas condilares. A resposta imunitária evocada pode ainda resultar na adesão fibrosa do côndilo à fossa glenoide ou pode levar a distúrbios articulares degenerativos devido à inflamação persistente causada pela falha dos mecanismos de reparação.

- *Traumatismo ligeiro - Compressão/rasgamento* do tecido retro-discal; deslocação do disco.
- *Traumatismo moderado-Danos* no revestimento sinovial →

hemartrose + resposta inflamatória → fibrose, aderências, anquilose fibrosa *(Anomalias de crescimento na criança).*

- *Traumatismo grave-Danos* nas superfícies articulares/osso subcondral → Doença degenerativa.

Achados clínicos Os doentes apresentam artralgia grave, tanto em repouso como durante os movimentos mandibulares, limitação da abertura da boca (menos de 20 mm), sensibilidade da articulação e hemorragia no espaço articular superior. Os doentes podem queixar-se de dor de cabeça persistente e, por vezes, de dor na região cervical com ou sem movimento. O prognóstico é mau em doentes com artrite traumática, com o desenvolvimento de síndrome pós-traumático (por vezes psicológico), com dor contínua na zona articular acompanhada de cefaleias recorrentes.

Imagiologia O edema e a tumefação podem causar um aumento da espessura das estruturas intracapsulares e capsulares, observado radiograficamente como um aumento da distância entre o teto da fossa glenoide e a superfície condilar na posição de boca fechada. As alterações após um traumatismo grave podem ser observadas como anquilose óssea ou ser semelhantes às alterações observadas na doença articular degenerativa.

Tratamento Os AINEs podem ser utilizados em doentes com síndrome pós-traumático, juntamente com aconselhamento e garantias para prevenir a síndrome pós-traumática. As restrições alimentares e a fisioterapia estão implicadas no tratamento conservador. A lise artroscópica, a lavagem, a sinovectomia e o desbridamento das aderências fibrosas são outras modalidades de tratamento.

Osteoartrite

A osteoartrite (OA), classificada como uma doença articular degenerativa, é uma condição artrítica pouco inflamatória, primária ou secundária a um traumatismo ou a outras doenças agudas ou crónicas situações de sobrecarga, caracterizadas pela deterioração e abrasão do tecido articular, que se torna mole, esgarçado ou adelgaçado, resultando na eburnação do osso subcondilar ou na formação de osteófitos marginais devido à sobrecarga do mecanismo de remodelação. O processo acelera-se à medida que a depleção de proteoglicanos, a desintegração da rede de fibras de colagénio e a degeneração gordurosa enfraquecem a capacidade funcional da cartilagem articular.

Achados clínicos A OA que afecta a ATM não é invulgar e é mais frequente no sexo feminino, acima dos 40 anos de idade. A causa mais comum de OA da ATM é a sobrecarga das estruturas articulares, seguida de lesão traumática e stress físico. Quando a causa exacta da osteoartrite pode ser identificada como traumatismo, hipermobilidade ou desarranjo interno e é observada na população mais idosa, a condição é referida como *osteoartrite secundária*. Quando a causa da condição artrítica é idiopática ou associada ao desgaste e é observada na população mais jovem, é referida como *osteoartrite primária*.

A osteoartrite da ATM tem um início gradual. A história do paciente é positiva para ruídos articulares presentes com o movimento ou função da mandíbula nos últimos 30 dias e para ruídos relatados durante o exame. As queixas comuns incluem dor articular unilateral que é agravada pelo movimento mandibular e piora no final da tarde ou à noite. Os efeitos excitatórios centrais secundários são

frequentemente presentes. O exame é positivo para crepitação detectada com a palpação durante
pelo menos uma das seguintes situações: abertura máxima não assistida, abertura máxima assistida, movimentos laterais à direita ou à esquerda, ou movimentos protrusivos. Os achados habituais também incluem sensibilidade sobre a articulação e músculos associados, abertura mandibular limitada, inchaço palpável sobre a articulação e aumento da dor aquando da palpação lateral do côndilo ou da carga manual da articulação.

Gestão A gestão depende da sua gravidade. O objetivo principal é remover o fator causal, pelo que se tenta reduzir a carga funcional. A terapia com aparelhos de posicionamento pode ser utilizada para corrigir a relação côndilo-disco e os aparelhos de estabilização podem ser utilizados para corrigir os músculos hiperactivos. Os hábitos parafuncionais devem ser tomados em consideração e desencorajados. As várias opções de tratamento incluem modalidades não invasivas (medicamentos), modalidades minimamente invasivas (injecções intra-articulares, artrocentese, cirurgia artroscópica), modalidades cirúrgicas invasivas (procedimentos ósseos e articulares, hemiartroplastia autógena/alógena) e procedimentos de salvamento (reconstrução total da articulação).

Osteoartrose

A osteoartrose é uma doença multifatorial associada à sobrecarga da ATM. Embora seja sinónimo de osteoartrite na literatura médica ortopédica, na literatura dentária sobre a ATM, foi recentemente identificada como uma doença degenerativa crónica de baixa inflamação com perda progressiva da cartilagem articular na ATM, resultante de um desequilíbrio entre os processos reparadores e degradativos predominantemente controlados pelos condrócitos.

Tal como na osteoartrite, a causa da osteoartrose é a sobrecarga da articulação. Quando a carga articular é ligeira, o corpo tenta adaptar-se através da remodelação óssea. Se as exigências funcionais excederem a capacidade de adaptação, começa a osteoartrose. Assim que o processo de adaptação tiver sido capaz de responder às exigências funcionais, a osteoartrose mantém-se.

O doente apresenta-se geralmente sem sintomas. A história pregressa pode revelar um período de tempo em que os sintomas estavam presentes (osteoartrite) que só pode ser confirmado através de radiografias. A crepitação é um achado comum. Na ausência de sintomas clínicos como dores articulares, o tratamento desta artrite está contraindicado. O único tratamento que pode ter de ser considerado é se as alterações ósseas no côndilo forem suficientemente significativas para alterar a condição oclusal e, nesses casos, pode ser necessário considerar uma terapia dentária.

Artrite reumatoide

A artrite reumatoide (AR) é uma doença crónica não supurativa de etiologia desconhecida que afecta principalmente as estruturas articulares, como a membrana sinovial, a cápsula, o tendão, a bainha e os ligamentos e, secundariamente, envolve as cartilagens articulares e o osso subcondral. Pensa-se que a inflamação das membranas sinoviais se estende aos tecidos conjuntivos circundantes e às superfícies articulares (esta doença reactiva

proliferação fibroblástica carregada de macrófagos a partir da sinóvia que se estende até ao

As células da membrana sinovial exprimem enzimas que provocam a destruição da superfície articular, conduzindo eventualmente a uma *anquilose fibrosa*. As células da membrana sinovial exprimem enzimas que provocam a destruição da superfície articular, conduzindo eventualmente a uma anquilose fibrosa.

Achados clínicos A AR é uma doença poliarticular, com um pico de início aos 40-60 anos de idade e uma ligeira predileção pelo sexo feminino. A perda de peso sistémica, a febre e a fadiga são a primeira apresentação dos doentes com AR, que frequentemente manifestam exacerbações e remissões episódicas crónicas.

O sintoma clínico mais comum do envolvimento da ATM é a dor pré-auricular profunda e surda durante a atividade, que pode ser referida à região temporal e ao ângulo da mandíbula. Outras caraterísticas incluem inchaço, sensibilidade muscular com diminuição da força de mordida, limitação da amplitude de movimento, crepitação ou estalido e rigidez matinal da articulação. Nas fases mais avançadas, a degenerescência da membrana sinovial, a reabsorção do osso condilar e a formação de tecido cicatricial entre as superfícies articulares e no interior da cápsula podem conduzir a uma incapacidade grave.

Nas crianças, pode ocorrer um atraso no crescimento mandibular, causando deformidade facial e, por vezes, anquilose. Uma caraterística da AR avançada da ATM é o desenvolvimento de uma má oclusão progressiva de classe II e de uma deformidade de mordida aberta anterior, com comprometimento da mastigação e da fonação. Esta deformidade é causada pela perda da altura normal do ramo secundária à destruição dos côndilos mandibulares.

Imagiologia/Investigações As fases iniciais não apresentam alterações radiográficas. Com

Com a progressão da doença, a superfície articular do côndilo é destruída e o espaço articular é obliterado, resultando em mordida aberta anterior. A erosão anteroposterior do côndilo pode resultar numa "*aparência de lápis afiado*". Outras alterações observadas incluem pseudocisto subcortical, achatamento da eminência articular e erosão da fossa glenoide.

Osteonecrose

A osteonecrose (necrose avascular/asséptica) é uma doença dolorosa que afecta o osso epifisário ou subarticular secundária à interrupção do fornecimento de sangue na ausência de oxigénio. As cabeças do fémur e a articulação da anca estão mais frequentemente envolvidas, para além do úmero e dos joelhos. A ATM raramente está envolvida e a condição é encontrada no côndilo mandibular na RM como sinal diminuído em imagens ponderadas em T1 ou densidade de protões e em imagens ponderadas em T2 (padrão de esclerose) e pode ser combinada com sinal aumentado em imagens T2 (edema). A causa exacta da doença é desconhecida. Pode ocorrer em resultado de obliteração intraluminal ou extraluminal na medula óssea ou de traumatismo que conduza a lesão vascular direta.

Neoplasia

Uma neoplasia é um crescimento novo, frequentemente descontrolado, de tecido anormal, neste caso surgindo ou envolvendo a ATM ou estruturas de suporte. Os tumores da ATM são raros, podem ser malignos ou benignos e apresentam sintomas semelhantes aos dos distúrbios intra-articulares.

Ocasionalmente, também foram registados tumores metastáticos.

Os tumores da ATM podem ter origem no côndilo, no osso, na cartilagem articular ou na cápsula articular e incluem osteocondroma, condroma, condroblastoma, condromatose sinovial, osteoma, osteoma osteoide, osteoblastoma, tumor de células gigantes, hemangioma, lipoma, fibroma ossificante, sinovite vilonodular pigmentada e mixoma justa-articular.

Os sintomas apresentados incluem redução da abertura da boca, que é progressiva, dor nas articulações, má oclusão, inchaço na região da ATM, reacções cutâneas na região da ATM, linfadenopatia e crepitação. Se o côndilo estiver envolvido, é frequente o desenvolvimento de uma assimetria facial com um desvio da linha média, tal como se observa na hiperplasia condilar.

O diagnóstico por imagem e a biopsia são essenciais quando se suspeita de uma neoplasia. As opções de tratamento incluem cirurgia, radioterapia e quimioterapia. A sensibilidade e a especificidade não foram estabelecidas.

Condromatose sinovial

A condromatose sinovial refere-se à metaplasia cartilaginosa dos remanescentes mesenquimatosos do tecido sinovial da articulação, caracterizada pela formação de nódulos cartilaginosos que podem ser pedunculados e/ou destacados da membrana sinovial e tornar-se corpos soltos no espaço articular. Também pode ocorrer calcificação da cartilagem (osteocondromatose).

Foram identificadas formas primárias e secundárias de condromatose sinovial.

O tipo primário é mais grave do que a forma secundária e é de etiologia desconhecida. O tipo secundário está associado a uma artrite degenerativa ou a um traumatismo ou microtraumatismo prévio da articulação.

A RM ou a TC/TCB são recomendadas para confirmação e devem ser positivas para múltiplos nódulos condróides, derrame articular e tecidos amorfos com sinal de isointensidade no espaço articular e na cápsula (RM) ou corpos calcificados soltos nos tecidos moles da ATM (TC/TCB). A sensibilidade e a especificidade não foram estabelecidas.

Fracturas

O trauma direto pode afetar a ATM sob a forma de fratura, luxação, contusão ou laceração das superfícies articulares, ligamentos e disco, com ou sem hemartrose intra-articular, com sequelas como aderências, anquilose, anomalias oclusais ou degeneração articular.

Exemplos de fracturas da ATM incluem fracturas fechadas e abertas do processo condilar e do processo subcondilar. As fracturas subcondilares são as mais comuns entre as fracturas que envolvem a mandíbula, podendo o côndilo ser deslocado para fora da fossa glenoide.

Dor muscular limitada à região orofacial

Mialgia

A dor miofascial ou mialgia é o distúrbio muscular mais comum, caracterizado por

dor e disfunção resultantes de processos patológicos e funcionais na músculos mastigatórios. É diagnosticada quando a dor muscular do paciente é agravada pelo movimento, função ou parafunção mandibular e pode ser reproduzida pela palpação dos músculos dolorosos, como o temporal ou o masseter**:** As mialgias caracterizam-se pela presença de zonas sensíveis denominadas pontos de gatilho (**TrPs**), que se manifestam em bandas tensas dos músculos esqueléticos, tendões ou ligamentos. Os TrP são muito frequentes e podem ser *TrP activos* (hipersensíveis e com dor contínua na zona de referência que pode ser alterada com uma palpação específica) ou *TrP latentes* (apenas hipersensibilidade sem dor contínua).

As TrP são um indicador fiável da presença e gravidade da MFP com tanto a palpação manual como os algómetros de pressão.

Tipos: As mialgias podem ser agudas ou crónicas e podem ser de três subtipos:

- Mialgia local.
- Dor miofascial com propagação.
- Dor miofascial com encaminhamento.

Destes, a mialgia local e a dor miofascial com disseminação não têm estimativas de sensibilidade e especificidade.

A história deve ser positiva para dor na mandíbula, têmpora, orelha ou na frente da orelha nos últimos 30 dias e a dor é modificada pela função ou parafunção da mandíbula.

O exame clínico revelará a confirmação da localização da dor na estrutura do músculo mastigatório, confirmada pelo examinador, e o relato de dor familiar

durante os movimentos verticais da mandíbula ou a palpação dos músculos mastigatórios.

Mialgia local

A mialgia local é diagnosticada quando o distúrbio preenche os critérios para mialgia e o relato de dor é localizado apenas no local da palpação (local imediato à estimulação). Pode estar presente uma limitação dos movimentos mandibulares secundária à dor. A sensibilidade e a especificidade não foram estabelecidas. O critério para este grupo de diagnóstico limita a dor familiar a ser provocada apenas com a palpação e não com o movimento mandibular.

Dor miofascial com propagação

A dor miofascial com disseminação é diagnosticada quando a doença preenche os critérios para mialgia e o relato de dor que se espalha para além da localização dos dedos palpadores, mas dentro do limite do músculo mastigatório que está a ser examinado. Pode estar presente uma limitação dos movimentos mandibulares secundária à dor.

Para diagnosticar a dor miofascial com disseminação, o doente deve ter mialgia local e o exame do músculo temporal ou do músculo masseter deve confirmar ambas as situações seguintes:

- Dor muscular familiar à palpação.
- Dor à palpação muscular com propagação da dor para além do local de palpação mas dentro dos limites do músculo palpado.

Distúrbios da dor de cabeça

Dor de cabeça atribuída a DTM

A cefaleia atribuída à DTM é uma cefaleia localizada na têmpora com uma relação temporal com a dor da DTM do paciente. Agrava-se com actividades funcionais ou parafuncionais e pode ser reproduzida pela palpação do músculo temporal ou pelo seu movimento.

De acordo com a Sociedade Internacional de Cefaleias, esta cefaleia é considerada presente quando existe evidência de um processo patológico que afecta a ATM, os músculos da mastigação e/ou estruturas associadas, juntamente com evidência de uma relação causal com a cefaleia.

O nexo de causalidade é demonstrado quando estão presentes pelo menos dois dos seguintes sintomas:

- A dor de cabeça desenvolveu-se numa relação temporal com o início das DTMs.
- A dor de cabeça piorou significativamente em paralelo com a progressão das DTMs, e/ou a dor de cabeça melhorou significativamente ou resolveu-se em paralelo com a melhoria ou resolução das DTMs.
- A cefaleia é produzida ou exacerbada por movimentos activos da mandíbula, movimentos passivos da mandíbula e/ou manobras provocadoras aplicadas às estruturas temporomandibulares, como a pressão de palpação.
- Quando unilateral, a cefaleia é ipsilateral ao lado das DTMs.

Na DC/TMD, a cefaleia atribuída a DTM é incluída como um dos novos subtipos de diagnóstico. Em geral, os critérios da DC/TMD para esta dor de cabeça seguem de perto os da ICHD. No entanto, uma diferença importante está relacionada com a definição do subtipo de DTM que deve estar presente: a DC/TMD associa especificamente a cefaleia a um diagnóstico de DTM relacionado com a dor, como a mialgia ou a artralgia.

Para atribuir este diagnóstico, devem ser preenchidos os dois critérios seguintes:

- História de cefaleias de qualquer tipo localizadas na região das têmporas durante os últimos 30 dias que são modificadas pelo movimento da mandíbula em função ou parafunção.
- Durante o exame clínico, confirmação da localização das cefaleias na área do músculo temporal e relato de cefaleia familiar à palpação do músculo temporal ou durante os movimentos mandibulares.

Referências

1. Academia Americana de Dor Orofacial. Diagnóstico e gestão de TMDs. In: de Leeuw R, Klasser GD, editores. Orofacial pain: guidelines for assessment, diagnosis and management (Dor orofacial: diretrizes para avaliação, diagnóstico e tratamento). 5ª ed., Chicago, IL. Chicago, IL: Quintessence; 2013. p. 137-51.

2. Dworkin SF, LeResche L. Research diagnostic cri- ter for temporo- mandibular disorders: review, cri- ter, examinations and specifications, critique. J Craniomandib Disord. 1992;6:301-55.

3. Ohrbach R, GonzalezY, List T, Michelotti A, Schiffman E. Diagnostic Criteria for
Protocolo de Exame Clínico das Disfunções Temporomandibulares (DC/TMD): Versão 02 de junho de 2013. www.rdc-tmdinternational.org Acesso em 20 de outubro de 2019.

4. Schiffman E, Ohrbach R, Truelove E, et al. Critérios de diagnóstico critérios para desordens temporomandibulares (DC/TMD) para aplicações clínicas e de investigação: recomendações da rede do consórcio internacional RDC/TMD e do grupo de interesse especial da dor orofacial. J Oral Facial Pain Headache. 2014;28:6-27. 4.Peck CC, Goulet JP, Lobbezoo F, et al. Expandindo a taxonomia dos critérios de diagnóstico para distúrbios temporoman- dibulares. J Oral Rehabil. 2014;41:2-23.

Capítulo 4

AVALIAÇÃO CLÍNICA

O exame clínico tem como objetivo identificar quaisquer anomalias na saúde e função normais do sistema mastigatório. O exame deve começar pela ATM, pelos músculos mastigatórios e por outras estruturas não mastigatórias. Deve ser efectuado um exame macroscópico dos nervos cranianos, dos olhos, dos ouvidos, da glândula parótida e da região cervical. O exame dos tecidos moles e duros deve ser efectuado sistematicamente de acordo com as seguintes rubricas: inspeção, palpação, auscultação e percussão.

Inspeção da ATM:

A inspeção deve começar por observar qualquer alteração percetível da anatomia e da cor da pele na região pré-auricular. Verificar a presença de qualquer inchaço, eritema ou deformação. Outros parâmetros a observar são a assimetria facial, a atrofia/hipertrofia facial, o desvio do queixo ou a restrição/redução da abertura da boca. O exame intra-oral deve incluir a oclusão, a atrição, contactos oclusais inadequados devido a supra-erupções e quaisquer restaurações ou próteses defeituosas. As anomalias dos tecidos moles na mucosa gengival, bucal, palatina e labial também devem ser registadas para completar a remodelação do exame oral. Estas alterações podem causar instabilidade articular, alteração da biomecânica e aumento da fricção, resultando em dor e disfunção.

Palpação da ATM A palpação da ATM pode ser efectuada por dois métodos diferentes:

1. Palpação lateral: As pontas dos dedos de ambas as mãos devem ser colocadas sobre os aspectos laterais da ATM bilateralmente e palpadas quanto a sensibilidade, estalido/pop durante movimentos mandibulares estáticos e protrusivos/laterais. O pólo lateral do côndilo deve ser palpado com uma abertura inicial da boca de aproximadamente 20 mm. Em seguida, deve pedir-se ao doente que abra a boca o mais possível para avaliar a área na profundidade da depressão atrás dos côndilos. Com a ponta do dedo colocada na depressão com a abertura máxima da boca, puxar para a frente para carregar o aspeto posterior das influências do côndilo. Estes factores podem interagir e amplificar-se mutuamente, conduzindo a uma cascata de eventos que contribuem para a dor, danos nos tecidos e incapacidade funcional na ATM. A compreensão dos mecanismos fisiopatológicos subjacentes é crucial para a adaptação de abordagens de tratamento que abordem os factores específicos que contribuem para a dor na ATM em cada doente.

- Palpação intra-auricular: Enquanto se coloca o dedo mindinho no meato auditivo externo e se aplica uma ligeira pressão anterior, o doente é instruído para abrir e fechar a boca. Isto ajuda a identificar a dor na zona bilaminar do disco e no aspeto posterior da cápsula.

Gama de movimentos (ROM)

A ADM deve ser verificada antes da palpação, uma vez que o aumento da ADM pode agravar a dor na articulação e nos músculos mastigatórios. É medida pela distância entre o bordo incisal dos incisivos centrais superiores (IC) e o bordo incisal do IC mandibular. Pede-se ao doente que abra bem a boca até ao primeiro momento de dor. A distância entre os bordos incisais dos dentes anteriores é medida, e esta distância interincisal é conhecida como a abertura máxima confortável da boca. Pede-se então ao paciente que abra mais a boca, apesar da dor. Esta medida interincisal é designada por abertura máxima da boca (MMO). O intervalo normal da MMO é de 40-45 mm. Os movimentos laterais são medidos dando instruções ao doente para mover a mandíbula o mais possível para um dos lados, sendo os movimentos laterais registados. Por conveniência, mede-se a distância entre a linha média maxilar fixada e o deslocamento da linha média mandibular na excursão lateral. Qualquer movimento lateral inferior a 8 mm sugere um movimento restrito. O movimento protrusivo pode ser obtido instruindo o paciente para fechar em posição cêntrica e deslizar o maxilar inferior o mais para a frente possível. O overjet também pode ser registado. Os movimentos protrusivos são registados somando estas duas leituras. Os movimentos protrusivos são considerados restritos se forem inferiores a 7 mm.

Turno de linha média

Observa-se o trajeto percorrido pela linha média mandibular durante o MMO. Deve ser uma

A linha média é um trajeto linear durante a abertura da boca, o que implica que ambas as articulações se movem sincronizadamente. Podem ser observados dois tipos de alterações no deslocamento da linha média.

Desvio: Um deslocamento na linha média durante a abertura da boca que desaparece com a continuação da abertura é conhecido como desvio, por exemplo, como nos casos de deslocamento do disco com redução (DDwR). A mandíbula move-se em linha reta na primeira fase do movimento e desvia-se lateralmente no final da abertura máxima da boca, por exemplo, como nos casos de deslocamento do disco sem redução (DDwoR).

Deflexão: Desvio da linha média durante a abertura da boca que não desaparece com uma abertura máxima.

Abertura da boca limitada:

A limitação do movimento mandibular pode ser causada por dois factores principais:

1. Dor nos músculos associados/TMJ - fonte extra ou intra-capsular.

2. Obstrução física ao movimento.

Fonte extra-capsular

O espasmo dos músculos elevadores causa a restrição da abertura da boca, mas não a restrição dos movimentos laterais e protrusivos. Nesta condição, o doente pode abrir a boca lentamente, mas com dor amplificada. Pode haver uma deflexão evidente durante a abertura da boca. A localização do músculo que causa a restrição orienta a direção da deflexão. Se o músculo restritivo for lateral à articulação (masseter), o A deflexão será no sentido do lado ipsilateral. Se o espasmo muscular for medial ao (pterigoide medial), a deflexão será para o lado contralateral.

Fonte Intra-Capsular

Estas estão associadas a desarranjos discais. A deflexão da mandíbula é para o lado afetado. A abertura da boca é limitada a 25-30 mm, para além dos quais é dolorosa e não é possível abrir mais a boca, não só devido à dor, mas também devido a interferências estruturais.

Sensação de fim

Para examinar isto, o examinador coloca os dedos, cruzando o polegar e o dedo indicador entre os incisivos superiores e inferiores do paciente e aplica uma força suave para aumentar passivamente a distância interincisal. A sensação de extremidade pode ter uma das quatro caraterísticas - macia, dura, com ressalto ou óssea. A "sensação final" é sentida pelo examinador, no final de um movimento passivo da ATM. Ela pode descrever as caraterísticas do movimento articular restrito. Se a abertura passiva da mandíbula causar dor, a sensação final não deve ser usada como um auxílio diagnóstico para verificar a abertura restrita da boca.

As limitações não dolorosas do movimento podem ser diferenciadas com a sensação final após o movimento passivo.

Som conjunto

Os sons das articulações são classificados como "click/pop" e crepitações.

Clique: Um "clique" é um som único de curta duração. Um som de clique mais alto é conhecido como "pop". O clique e o estalido estão mais frequentemente relacionados com uma DDwR.

Crepitação: A crepitação é um som múltiplo semelhante a gravilha (som produzido quando uma pessoa caminha sobre a gravilha), também descrito como rangido. Está normalmente relacionada com a rugosidade da superfície articular, que pode ser secundária a perfuração do disco, osteoartrite, DDwoR crónica ou poliartrites. A crepitação pode ser sentida colocando as pontas dos dedos sobre a face lateral da articulação durante os movimentos mandibulares.

Exames quando se sente crepitação para diagnóstico clínico

(a) Teste clínico da superfície articular: Para este teste, o examinador deve estar na posição de 12 horas, colocando dois dedos sobre cada côndilo. O doente é instruído a fazer uma protrusão da mandíbula e, em seguida, a fazer uma abertura máxima da mandíbula a partir da posição protruída. Durante este movimento, devem ser registados sons de crepitação ou dor, ou ambos. Quando o crepitar está presente durante a protrusão, é proveniente das superfícies articulares temporais; no entanto, quando é sentido durante a abertura da mandíbula, é proveniente das superfícies condilares. Estes dois testes são conhecidos como testes activos. Estes constituem a base para os testes seguintes.

(b) Teste de compressão dinâmica: Colocam-se duas pinças sob o ângulo da mandíbula e aplica-se uma ligeira pressão no sentido superior, enquanto o doente é instruído para fazer a protrusão da mandíbula e abrir bem a boca. Em condições fisiológicas, não se sente crepitação nem dor. Se estiver presente durante a protrusão, deve-se a alterações osteoartríticas da parte temporal da superfície articular ou a alterações na superfície condilar. Uma fase infamatória da lesão da superfície articular, como a osteoartrite, pode causar

crepitação com dor. Em caso de osteoartrose, existe a presença de crepitação
mas com ausência de dor.

(c) Translação dinâmica: Uma mão deve estabilizar a cabeça do doente colocando-a contra o pescoço e o polegar é colocado em linha com o ângulo da mandíbula. A outra mão deve apoiar a testa do lado contralateral. Quando uma força é aplicada pelo polegar medialmente em direção ao ângulo da mandíbula contralateral, resulta numa translação medial de um côndilo e numa translação lateral do outro côndilo. **Exame muscular**

Podem ser utilizadas três técnicas de palpação para fornecer várias intensidades de estimulação:

1. Palpação não específica num local pré-determinado.

2. Palpação de um ponto de gatilho.

3. Palpação firme e sustentada dos pontos de gatilho.

Músculo Temporalis:

O temporal está dividido em três áreas funcionais e cada área é palpada de forma independente. Após a palpação das três unidades funcionais do músculo temporal, deve ser identificada a resposta/ponto de gatilho e, se presente, deve ser registado . O exame deve ser efectuado a partir da posição de 1 hora. O tendão do temporal é palpado com um dedo de uma mão na borda anterior do ramo, intra-oralmente, e com um dedo da outra mão, extra-oralmente. O dedo intra-oral deve ser movido para cima da borda anterior do ramo até que o processo coronoide e o tendão sejam palpados. Pede-se ao doente que comunique qualquer desconforto ou dor. Isto é importante porque a dor no tendão é

por vezes designado por músculo temporal.

Músculo masseter

A extensão do músculo masséter pode ser identificada instruindo o paciente a cerrar os dentes, o músculo torna-se robusto e pode ser facilmente palpado na região ramal lateral da mandíbula. É palpado nas suas ligações superior e inferior. Os dedos devem ser colocados em cada arco zigomático, imediatamente anterior à ATM. Este é o masseter profundo (fixação superior). Os dedos são então passados para a inserção inferior na borda inferior do ramo (parte superficial).

Músculo genio-hióideo

O dedo indicador da mão que efectua a palpação deve ser colocado na base da boca, paralelamente ao eixo longo do músculo genio-hióideo, com a mão oposta a apoiar a base da boca extra-oralmente. A palpação é efectuada em ângulos rectos em relação ao curso das fibras musculares.

Músculo Digástrico

(a) Ventre anterior do digástrico: O dedo indicador palpador deve ser colocado extra-oralmente paralelo e diretamente ao lado do músculo. O dedo deve fazer um movimento de rolamento em direção ao plano mediano. A deglutição facilita a localização do músculo.

(b) Ventre posterior do digástrico: O ventre posterior é palpado colocando o dedo atrás do ângulo da mandíbula, diretamente sobre o músculo.

Dor referida

Dor sentida fora dos limites anatómicos dos músculos, desencadeada durante
A palpação dos músculos da mastigação chama-se dor referida. Três músculos causam dor referida aos dentes. A chave para distinguir a dor dentária da dor referida é a provocação local do dente doloroso que não

aumenta os sintomas na dor referida.

- O músculo temporal causa dor referida aos dentes maxilares,
- O masséter refere a dor aos dentes posteriores maxilares e mandibulares,
- O ventre anterior do músculo digástrico remete a dor para os dentes anteriores da mandíbula Manipulação funcional

Os músculos pterigóides medial e lateral podem ser palpados funcionalmente. A palpação funcional baseia-se no princípio de que, quando um músculo fica fatigado e sintomático, uma função adicional pode provocar dor. Durante a manipulação funcional, cada músculo é contraído e depois esticado. Ambas as actividades aumentarão a dor se o músculo for a fonte da mesma. Para diferenciar entre doença intracapsular e dor muscular, deve ser considerado um quinto teste.

Os quatro testes para examinar a atividade funcional do músculo são:

1. Protrusão contra resistência.
2. Abrir muito a boca.
3. Cerrar os dentes.
4. Aperto nos separadores

Anamnese e exame físico:

A obtenção de um historial completo e a realização de um exame físico minucioso são passos essenciais no diagnóstico da dor na ATM. Devem ser considerados os seguintes aspectos:

Recolha do historial: Um historial detalhado ajuda a compreender os sintomas do doente, o seu início, duração e quaisquer factores de exacerbação ou de alívio. Os principais pontos a considerar incluem:

- Caraterísticas da dor: Localização, intensidade, frequência e natureza da dor (por exemplo, aguda, incómoda, irradiante).
- Limitações funcionais: Dificuldade com os movimentos da mandíbula, mastigação, fala ou outras actividades.
- Factores contribuintes: Trauma, hábitos orais (por exemplo, bruxismo), stress ou procedimentos dentários anteriores.
- Sintomas associados: Dores de cabeça, dores de ouvido, sons de estalidos ou estalidos ou rigidez muscular.
- História médica e dentária: Tratamentos anteriores, cirurgias ou condições relacionadas com a ATM ou estruturas adjacentes.

Exame físico: Um exame físico completo ajuda a avaliar a ATM e as suas estruturas associadas. Os principais componentes do exame incluem:

- Avaliação do movimento da mandíbula: Amplitude de movimento, desvio durante a abertura/fecho, movimentos laterais e presença de ruídos articulares.
- Palpação: Avaliação da ATM, dos músculos da mastigação e das estruturas circundantes para detetar sensibilidade, inchaço ou

espasmo muscular.

- Avaliação da oclusão: Examinar o alinhamento dos dentes e a relação entre os maxilares superior e inferior.

- Exame neurológico: Testes de sensibilidade, força muscular e reflexos na região da cabeça e do pescoço.

- Avaliação das estruturas associadas: Examinar a coluna cervical, os dentes e outras estruturas adjacentes para identificar possíveis fontes de dor referida.

Técnicas de diagnóstico por imagem:

O diagnóstico por imagem desempenha um papel crucial na avaliação da ATM e na exclusão de outras doenças. Estão disponíveis várias técnicas de imagiologia:

- Imagiologia radiográfica: As radiografias simples, incluindo as radiografias panorâmicas e os cefalogramas laterais, fornecem informações sobre as estruturas ósseas, a posição condilar e o espaço articular.

- Imagem por Ressonância Magnética (MRI): A MRI é o padrão de ouro para avaliar a ATM. Fornece imagens pormenorizadas dos tecidos moles, incluindo o disco articular, os músculos, os ligamentos e as estruturas articulares.

- Tomografia computorizada (TC): As tomografias

computorizadas são úteis para avaliar as estruturas ósseas, a morfologia condilar e a presença de alterações osteoartríticas.

- Tomografia Computorizada de Feixe Cónico (CBCT): A TCFC é uma técnica de imagiologia especializada que fornece imagens tridimensionais da ATM, ajudando a avaliar a posição condilar, as anomalias ósseas e a patologia articular.

Diagnóstico diferencial:

A dor na ATM pode apresentar sintomas semelhantes a outras doenças, o que torna importante um diagnóstico diferencial correto. As condições que podem imitar a dor na ATM incluem:

- Condições dentárias: A cárie dentária, a doença periodontal e os abcessos dentários podem causar dor referida à região da ATM.
- Sinusite: A inflamação dos seios nasais pode levar a dores faciais que podem ser confundidas com dores na ATM.
- Dores de cabeça: As cefaleias do tipo tensional, enxaquecas ou cefaleias em salvas podem apresentar-se com dor facial que pode sobrepor-se à dor da ATM.
- Doenças da coluna cervical: As patologias da coluna cervical, como a hérnia discal cervical ou a disfunção das articulações facetárias cervicais, podem provocar dor na zona da ATM.

Uma avaliação abrangente, incluindo um historial completo, exame físico e diagnóstico por imagem adequado, ajuda a diferenciar a dor na ATM de outras condições com apresentações semelhantes. Um diagnóstico exato é essencial para desenvolver um plano de tratamento eficaz adaptado às necessidades específicas do doente.

Referência:

1. Ohrbach R, Fillingim RB, Mulkey F, et al. Clinical findings and pain symptoms as potential risk factors for chronic TMD: descriptive data and empirically identified domains from the OPPERA case-control study. J Pain. 2011;12(11 suppl):T27-45.

2. Kasch H, Hjorth T, Svensson P, Nyhuus L, Jensen TS. Perturbações temporomandibulares após efeito de chicote

Capítulo 5

INVESTIGAÇÕES

CONVENTIONAL	ADVANCED
2D radiographs- i.reverse towne's view ii.mandibular layeral oblique projections ii.SMV projection v.Trans orbital view v.Transcranial view i.OPG	CBCT
TMJ tomogram	Arthrography
	USG
	CT
	MRI

Imagiologia de tecidos duros da ATM

Imagens convencionais As radiografias 2D, que utilizam películas simples, têm sido muito utilizadas para avaliar a ATM, exemplificando apenas as partes mineralizadas da articulação. Não fornece muita informação sobre os componentes não mineralizados, como a cartilagem, os componentes dos tecidos moles e para diagnosticar o derrame articular inflamatório.

As alterações ósseas na ATM não são frequentemente detectadas, a menos que se perca uma quantidade significativa de conteúdo mineral ósseo. Apesar das suas amplas limitações, várias técnicas de imagiologia

2D têm sido utilizadas para obter imagens da ATM utilizando várias projecções.

Vista de Towne Reverse (Boca Aberta)

A projeção de Towne invertida é uma vista póstero-anterior e é uma técnica de imagem preferida para avaliar côndilos bilaterais para localização de fracturas e deslocamento anteromedial. A visualização dos pólos medial e lateral do côndilo pode ser conseguida dirigindo o feixe de raios X numa posição de boca aberta. Isto assegura a translação e rotação da cabeça do côndilo para fora da fossa glenoide, resultando numa imagem sagital média. As desvantagens relativas da técnica são a sobreposição da crista petrosa sobre a base do osso occipital e a projeção das cabeças condilares por baixo das eminências articulares.

Projecções oblíquas laterais da mandíbula

A vista oblíqua lateral visa o côndilo mandibular e o ramo. Era utilizada popularmente antes da introdução da radiografia panorâmica. A projeção do ramo é obtida dirigindo o feixe central para o ponto médio do ramo. Fornece pormenores sobre o côndilo ipsilateral, a região do terceiro molar e o ângulo contralateral da mandíbula. Como fornece muito pouca informação sobre a estrutura da ATM e a sobreposição da fossa glenoide por estruturas anatómicas sobrepostas, é menos recomendada para a avaliação da ATM.

Projeção do Sub-Mentovertex (SMV)

A projeção SMV tem aplicações limitadas para a ATM. Nesta técnica, a cabeça do paciente é inclinada para trás de modo a que o vértice toque na cassete (que contém o filme de raios X). O plano médio-sagital (MSP) é orientado perpendicularmente ao fla/ sensor e a linha de base radiográfica (linha infra-orbitomeatal (IOML)) é paralela ao fla/ sensor e o feixe primário é direcionado perpendicularmente ao fla/ sensor radiográfico a partir de baixo da mandíbula. É utilizada uma técnica de imagem semelhante - a radiografia da vista da pega do jarro - para avaliar a fratura do arco zigomático, em que os fragmentos são deslocados ou o arco é deprimido, restringindo o movimento do processo coronoide e resultando numa abertura reduzida da boca. Visão transfaríngea (técnica infra-craniana/McQueen Dell)

A vista trans-faríngea é uma projeção lateral que dá uma visão geral da ATM desde a cabeça do côndilo até à porção média da mandíbula. Esta vista dá geralmente ênfase à obtenção de imagens do côndilo em posição de boca aberta e fechada, de modo a projetar a articulação na sombra dos espaços nasofaríngeos ocupados pelo ar, o que aumenta o contraste da imagem resultante da articulação. O tubo de raios X deve ser colocado na proximidade da articulação do lado oposto, focando o feixe na direção do braço colocado sobre a articulação a ser fotografada. Como modificação desta técnica descrita por Parma, a cabeça do tubo é aproximada do doente, produzindo uma ampliação da estrutura proximal e reduzindo as sobreposições.

Vista Trans-Orbital (Projeção Zimmer)

Esta vista representa uma projeção frontal da ATM, demonstrando as posições lateral e medial frentes do côndilo e das suas superfícies de articulação. Nesta projeção, os raios centrais estão orientados perpendicularmente ao côndilo. Para evitar a sobreposição de sombras das estruturas da base do crânio, a mandíbula é colocada numa posição protrusa. É indicada para a avaliação da articulação em três dimensões, neoplasias e doenças articulares degenerativas.

Visão Transcraniana

Schullerin (1905) introduziu a visão transcraniana para visualizar a ATM. Para a projeção transcraniana oblíqua lateral, o feixe primário é focado paralelamente ao eixo longo do côndilo. Utilizando esta projeção, apenas os ossos do crânio se sobrepõem à articulação da ATM, mas obtendo-se uma imagem relativamente nítida dos componentes ósseos da articulação. Esta vista pode ser utilizada para avaliar a largura da cavidade articular e a posição ou tamanho do côndilo, bem como a sua relação com a eminência e a fossa articular.

Existem três técnicas que permitem obter uma imagem transcraniana:

(a) Técnica de Lindblom ou pós-auricular: O raio central é passado meio centímetro acima do meato auditivo e deve ser direcionado posteriormente de modo a passar ao longo do eixo do côndilo.

(b) Técnica de Grewcock: O raio central passa por um ponto 2 polegadas acima do meato auditivo externo.

(c) Técnica de Gills: O raio central é direcionado 25 graus inferiormente ao plano horizontal através do crânio, centrando-se na ATM de interesse.

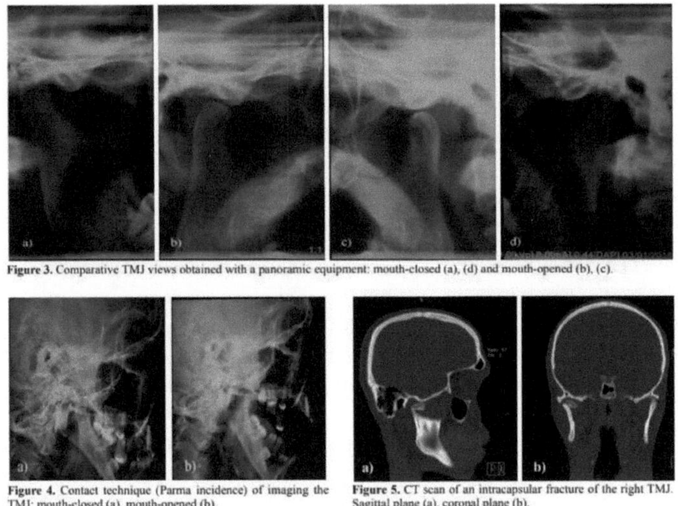

Figure 3. Comparative TMJ views obtained with a panoramic equipment: mouth-closed (a), (d) and mouth-opened (b), (c).

Figure 4. Contact technique (Parma incidence) of imaging the TMJ: mouth-closed (a), mouth-opened (b).

Figure 5. CT scan of an intracapsular fracture of the right TMJ. Sagittal plane (a), coronal plane (b).

Imagiologia panorâmica (Ortopantomograma/OPG)

As radiografias panorâmicas são mais vantajosas do que as radiografias simples para a avaliação da dentição, dos ossos maxilares e da ATM. A vista lateral das cabeças condilares bilaterais confinadas dentro da depressão focal pode ser visualizada numa única projeção. São evidentes as alterações anatómicas grosseiras da cabeça do côndilo e da fossa articular.

Embora esta projeção tenha um papel muito limitado no diagnóstico das DTM, as alterações no tamanho, forma e integridade do revestimento cortical dos côndilos, o engordurامento da superfície articular e a alteração do espaço articular podem ser avaliados nestas radiografias. O côndilo é colocado numa posição antero-inferior enquanto a boca do doente está ligeiramente protrusão para encaixar a máquina panorâmica. A fossa glenoide pode aparecer como pneumatizada pelas células aéreas da mastoide, resultando numa radiolucência multilocular do tubérculo articular e do teto da fossa articular. As estruturas de tecidos moles peri-condilares não podem ser avaliadas com esta técnica de imagiologia.

Tomografia da ATM: Boca aberta/fechada

O tomograma da ATM é referido como a vista anteroposterior (AP) do côndilo mandibular. A alteração da configuração das unidades panorâmicas móveis e a alteração do canal focal permitem que a radiografia panorâmica convencional produza vistas localizadas de ambas as articulações numa única película em boca aberta e fechada. Durante a primeira exposição, o doente é instruído para manter a boca na posição fechada e, na segunda exposição, para manter a boca na posição semi-aberta. É possível observar a sobreposição da abóbada craniana e da sombra da coluna cervical. Em casos de anquilose, trismo, luxação (open lock) e subluxação, esta técnica é benéfica para demonstrar a relação do côndilo com a fossa glenoide e o tubérculo articular em repouso e em posição funcional.

Tomografia convencional

É uma técnica radiográfica que permite a visualização de estruturas ósseas produzida por múltiplos cortes de imagem finos, livres de sobreposições de estruturas adjacentes, perpendiculares à articulação da MT, mostrando a posição exacta do côndilo e as alterações ósseas. Produzem várias imagens em fechado, ou seja, em oclusão cêntrica e em corte único.

vista em posição aberta. Esta técnica não é prática comum com o advento da
modalidades avançadas de imagiologia.

Tomografia Computorizada de Feixe Cónico (CBCT)

A CBCT utiliza raios X com forma de cone centrados num detetor de painel plano que produz uma série de imagens 2D, que são compiladas e reconstruídas como dados 3D. A CBCT permite a reconstrução multiplanar de imagens bidimensionais em secções sagitais, coronais, axiais e oblíquas do côndilo e das estruturas adjacentes para analisar as alterações morfológicas do osso. Pode ser útil na deteção de doenças articulares degenerativas, anomalias na morfologia da articulação e anquilose. Em comparação com a radiografia convencional básica e com as modalidades avançadas de imagiologia por tomografia computorizada (TC), a TCFC pode fornecer imagens de resolução submilimétrica precisas e específicas da área em menor tempo de exame e dose de radiação.

Artrografia

A artrografia é uma modalidade invasiva para o diagnóstico de DTMs escolhida para o exame funcional da articulação, para visualizar a perfuração/aderência do disco e corpos soltos nas articulações. O procedimento inclui a injeção de aproximadamente 1,5-2 ml de corante de contraste iodado radiopaco de alta concentração no espaço articular, sob a orientação de fluoroscopia, para obter imagens das estruturas não mineralizadas da articulação da MT. Com base na distribuição dos agentes de contraste no espaço articular, as aderências, a posição do disco e as perfurações podem ser analisadas durante as posições de abertura/fecho da mandíbula. Uma vista oblíqua lateral transcraniana da articulação da MT pode ser visualizada posicionando verticalmente o Fonte de raios X no braço em C e doente em posição deitada com o lado visado virado para
para cima. Movendo a fonte de radiação mais caudalmente, podem ser visualizadas as porções central e medial da articulação. Esta é uma técnica invasiva e requer a inserção de uma agulha fina na articulação da MT, pelo que podem ocorrer complicações como hemorragias, danos no disco, nervo facial e introdução de infeção. Também apresenta o risco de uma reação de hipersensibilidade ao meio de contraste e o aumento da exposição à radiação. Uma vantagem é que, como a agulha é inserida na articulação sob anestesia local, podem ser realizados simultaneamente quaisquer procedimentos terapêuticos necessários de acordo com o diagnóstico, incluindo injecções terapêuticas de corticosteróides guiadas

por artrografia e lavagem da articulação. É uma modalidade raramente utilizada para diagnosticar as DTM, uma vez que outras modalidades de imagiologia revelam um excelente exame dos tecidos moles, como a ultrassonografia (USG) e a ressonância magnética, sem inserção de agulha. No entanto, pode ser utilizada em doentes em que uma modalidade de imagiologia avançada (por exemplo, a RM) esteja contra-indicada.

Ultrassonografia (USG)

A USG utiliza ondas sonoras de alta frequência para criar imagens da região de interesse. Ao viajar através do corpo humano, as ondas sonoras encontram um limite entre várias densidades de tecido. Dependendo da densidade ou da resistência do tecido, estas ondas sonoras são reflectidas como ecos de volta à sonda de ultra-sons e devolvidas ao computador que converte estes ecos em dados numéricos, atribuindo-lhes valores de cinzento e, em seguida, numa imagem. A articulação da MT possui estruturas de natureza variada com diferentes comportamentos de reflexão. Os tecidos são identificados com base na

sinais que transmitem e que são classificados com base no seu padrão de eco.

Tomografia computorizada

A tomografia computorizada foi introduzida pela primeira vez em 1972 por Godfrey Hounsfield. Fornece pormenores das estruturas circundantes, ao contrário de uma CBCT que apenas capta a área de interesse. A disponibilidade de dados em formato 3D permitiu a construção de modelos estereolitográficos que podem ser utilizados em cirurgias de simulação e como auxiliar no fabrico de próteses aloplásticas personalizadas para reconstruções articulares. A morfologia condilar num plano axial é representada como uma projeção óssea arredondada com uma superfície articular oval e bicôncava da fossa glenoide e do espaço articular. As dimensões ântero-posteriores são mais pequenas do que as dimensões mediolaterais e as suas terminações são designadas por pólos lateral e medial. Esta modalidade de imagem é excelente para detetar a extensão da anquilose, erosões articulares, neoplasias, fracturas complexas, complicações em consequência de cirurgia anterior, proximidade da fossa craniana média e também crescimento ósseo heterotrópico.

Imagiologia de Ressonância Magnética (MRI)

A RM fornece pormenores precisos das estruturas dos tecidos moles na área de interesse. Os iões de hidrogénio com carga positiva no corpo, como os que se encontram na gordura e na água, alinham-se sob a influência do campo magnético. As ondas de rádio são utilizadas para alterar o alinhamento destes iões de hidrogénio que, por sua vez, emitem um sinal de rádio fraco que é recebido pela bobina recetora e posteriormente amplificado pelo scanner. Outros

Os campos magnéticos podem ainda ser utilizados para manipular os sinais e para agregar uma imagem abrangente da área de interesse. Está provado ser uma técnica excecional de escolha na investigação da disfunção da articulação da MT. A análise das imagens deve ser efectuada com sequências ponderadas em T1 e T2, tanto em posição de boca fechada como aberta. Avanços recentes incluem a possibilidade de efetuar um estudo dinâmico durante a abertura progressiva da boca utilizando a Cine RM. A RMN não é geralmente recomendada na gravidez, em pessoas com pacemakers cardíacos ou clips de aneurisma intracraniano e outros dispositivos metálicos implantados, enquanto a RMN pode ser efectuada judiciosamente em doentes com implantes dentários de titânio.

Objectivos para a imagiologia

A seleção de uma técnica de imagiologia adequada pelo médico deve ser feita após uma análise cuidadosa do resultado e dos possíveis riscos associados à utilização de raios X. Os critérios de seleção radiográfica baseiam-se em achados clínicos de doentes para os quais existe uma elevada probabilidade de que uma determinada avaliação radiográfica possa fornecer pormenores para chegar a um diagnóstico definitivo que altere o tratamento/prognóstico.

Devem ser estabelecidas indicações claras para justificar quaisquer testes laboratoriais/imagiológicos efectuados para um determinado doente.

Referências

1. Lewis EL, Dolwick MF, Abramowicz S, Reeder SL. Imagiologia contemporânea da articulação temporomandibular. Dental Clin N Am. 2008;52:875-90.

2. Karjodkar FR. Livro de texto de radiologia dentária e maxilofacial. 1.ª ed. São Luís: Jaypee Publishers; 2006.

3. White SC, Pharoah MJ. Radiologia oral: princípios e interpretação. Louis, MO: Mosby/Elsevier; 2009.

4. Hansson LG, Petersson A. Radiografia da articulação temporomandibular utilizando a projeção transfaríngea. Um estudo comparativo da informação obtida com diferentes técnicas radiográficas. Dentomaxilofac Radiol. 1978;7(2):69-78.

Capítulo 6

GESTÃO DA DOR NA TMJ

Phase	Treatment approach
I (Fatigue and spasm causing pain and dysfunction)	• Avoidance of clenching and grinding • Soft diet • NSAIDs and muscle relaxants—ibuprofen, Valium
II (Unsuccessful phase I)	• Medications are continued • Splints (bite appliances) are introduced to prevent muscle overuse, including bruxism • Encourage to wear night and day • Medications discontinued if relief is obtained
III (Unsuccessful phase II)	• Physical therapy of muscles • Ultrasound
IV (Unsuccessful phase III)	• Psychological counselling • Referral to multidisciplinary centres • Surgery for recalcitrant cases

Terapia não cirúrgica

Os principais objectivos da terapia não cirúrgica incluem a educação e o aconselhamento do doente, a modificação da dieta, a fisioterapia, os protocolos de redução do stress, a psicoterapia, a terapia com aparelhos e a gestão farmacológica. Um fator importante que afecta o resultado do tratamento desta terapia é a natureza flutuante das DTM, que podem sofrer remissões e exacerbações independentemente do tratamento.

<u>Educação dos doentes/Formação de conscencialização cognitiva</u>

A educação e o aconselhamento do doente são o primeiro passo para qualquer plano de tratamento. Deve explicar-se ao doente a correlação entre o stress emocional, a hiperatividade muscular, a sobrecarga da articulação e a inter-relação dos mesmos, que resulta na perturbação da articulação. A compreensão destes factos por parte do doente contribuiria para melhorar a sua adesão às várias modalidades de tratamento e ao acompanhamento. É essencial explicar a causa dos sintomas e o diagnóstico provável aos doentes, que geralmente desconhecem a origem da sua dor. Isto reduz a ansiedade, o que também contribui, em certa medida, para o controlo da dor nesses doentes.

Outro fator importante é alertar os pacientes para qualquer prática anormal de contacto dentário que não seja durante o estado de repouso fisiológico dos maxilares, mastigação, deglutição e fala, para excluir quaisquer hábitos parafuncionais que os pacientes possam ter.

Modificação da dieta

Os doentes podem ser aconselhados a adotar uma dieta suave, especialmente em casos de sintomas extremos. Isto permite uma amplitude de movimento controlada durante a função do maxilar, diminui a hiperatividade muscular e, por conseguinte, reduz a sobrecarga da articulação. Os doentes são aconselhados a ingerir alimentos em pedaços pequenos e a evitar mastigar em excesso e alimentos duros que exijam uma função maxilar e uma ação muscular extensas.

Oclusão dentária

É um fator essencial para a estabilidade do sistema estomatognático que compreende a dentição, os músculos mastigatórios e a ATM. A má oclusão pode ser um fator de desestabilização que contribui para o fator predisponente das DTMs. Outro fator predisponente relacionado com a oclusão é o desgaste em pacientes idosos e também em pacientes com hábitos parafuncionais, resultando numa altura vertical reduzida e numa posição condilar alterada. Qualquer que seja a causa, o tratamento inicial é direcionado para a redução da dor. O tratamento posterior pode envolver a identificação e retificação da causa da má oclusão através de terapia oclusal reversível ou irreversível, procedimentos de equilíbrio, correção ortodôntica, prótese dentária e cirurgia ortognática para restaurar a forma e a função.

A terapia oclusal irreversível inclui procedimentos de retificação selectiva (redutora) e de restauração (aditiva) que podem alterar permanentemente as condições oclusais e que devem ser planeados de forma sensata.

Terapia com aparelhos oclusais

Table 11.1 Classification of occlusal splints

Author	Types	Uses
Okeson	1. Muscle relaxation/ stabilization appliance	Reduce muscle activity in cases of masticatory myalgia and TMJ arthralgia, especially if the pain is worse upon awakening. Used to provide a postural stabilization so as to protect the muscles, TMJ, and teeth. The centric relation splint is generally used to treat muscle hyperactivity in patients with myospasm or myositis Used in case of parafunctional habits
	2. Anterior repositioning/ Orthopaedic repositioning appliance	Cases with disc derangement disorders and jointsounds Cases with inflammatory disorders (retrodiscitis) Cases with intermittent jaw locking and TMJ arthralgia not responsive to other treatment
	3. Soft/resilient appliance	Used by athletes as protective device to prevent trauma to their dental arches In cases of clenching and bruxism In few cases with symptoms of TMDs (joint dysfunction and myalgia) to reduce symptoms In cases of chronic sinusitis to relief the sensitive posterior teeth
	4. Anterior/posterior bite plane	Anterior bite plane acts by dis-occluding the posterior teeth and prevents clenching during parafunctional habits Posterior bite plane is used in severe loss of vertical dimension When there is a need to make major changes in the anterior repositioning of the mandible This appliance produces an ideal maxilla-mandibular relationship
	5. Pivoting appliance	The appliance is used to unload the joint articular surface Used in treating joint sounds and degenerative joint diseases Used for the treatment of symptoms related to osteoarthritis of the TMJs Also used for the treatment of an acute unilateral disc dislocation without reduction
Dawson	1. Muscle deprogrammer or permissive splints	Helps in unlocking the occlusion so as to remove any deviating tooth inclines from contact Helps the condyles return to their correct seated position in centric relation
	2. Directive splints or non-permissive splints	Help in positioning mandible in a specific relationship to maxilla so as to align the condyle-disc assemblies Used in painful joint problems Used in cases of severe trauma which leads to retro-discal oedema and in cases of chronic disc displacement disorders
	3. Pseudo-permissive splints. E.g. soft splints and hydrostatic splints	Indicated in TMJ pain, headache, neck and shoulder pain and stiffness, orthodontic triggered muscle pain during treatment, pre-surgical differential diagnoses, post-surgical pain, and inflammation

A terapia com aparelhos oclusais é a arte e a ciência de estabelecer a harmonia neuromuscular no sistema mastigatório e criar uma desvantagem mecânica para as forças parafuncionais com aparelhos removíveis. A terapia com aparelhos oclusais é uma forma de intervenção oclusal reversível que altera temporariamente a condição oclusal do paciente, reduzindo assim a sobrecarga articular. Os aparelhos de mordida oclusal são dispositivos amovíveis feitos de acrílico duro e têm um ajuste personalizado sobre as superfícies oclusais dos dentes maxilares/mandibulares. Os splints são construídos de forma a obter contactos oclusais bilateralmente simétricos posteriormente com os dentes da arcada oposta em oclusão cêntrica (splints de plano plano) ou pode haver contactos anteriores em lateral e

excursões protrusivas da mandíbula (talas de reposicionamento anterior).
Eficácia

O objetivo da tala oclusal é diminuir a carga sobre a ATM e reduzir a ativação do reflexo neuromuscular. O aparelho de estabilização é geralmente fabricado para a arcada maxilar. Proporciona uma relação oclusal considerada óptima para o paciente e assegura que os côndilos estão na sua posição mais estável do ponto de vista músculo-esquelético quando os dentes estão em contacto uniforme e simultâneo. Elimina a instabilidade ortopédica entre a oclusão e a posição articular, removendo assim o fator causal. O bruxismo e a disfunção miofascial da dor (DMP) podem contribuir para uma mudança na dimensão vertical da oclusão que altera a propriocepção e causa sintomas relacionados. As talas de estabilização são indicadas para o tratamento de distúrbios de dor muscular (DMP), DTM relacionada com hiperatividade muscular (bruxismo), dor muscular local ou mialgia crónica mediada centralmente e para pacientes com retrodiscite secundária a trauma. Este aparelho pode ajudar a minimizar as forças exercidas sobre os tecidos danificados, permitindo assim uma cicatrização mais eficaz.

Considerando que a tala de posicionamento anterior é um dispositivo interoclusal que incentiva a mandíbula a assumir uma posição mais anterior. Os seus objectivos são proporcionar uma melhor relação do disco do côndilo na fossa. Assim, os tecidos têm uma melhor oportunidade para se adaptarem ou repararem e eliminariam os sinais e sintomas associados a perturbações do desarranjo discal. É indicado para o tratamento de distúrbios discais, bloqueio intermitente ou crónico da articulação e alguns distúrbios inflamatórios como a retrodiscite são tratados com este aparelho, especialmente quando uma ligeira

O posicionamento anterior do côndilo é mais confortável para o doente.

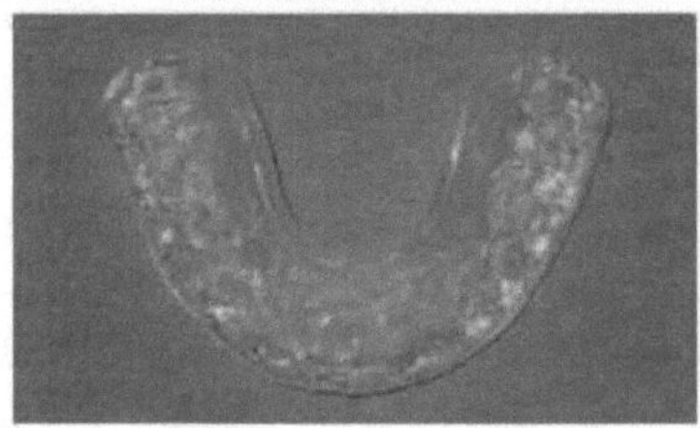

Stabilization appliance

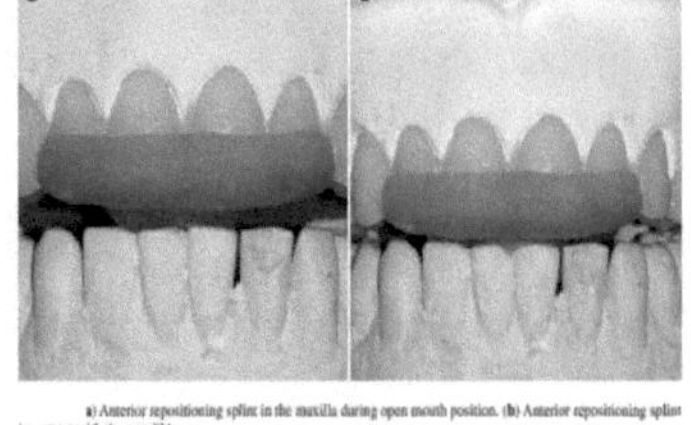

a) Anterior repositioning splint in the maxilla during open mouth position. (b) Anterior repositioning splint in contact with the mandible

Para além dos aparelhos de estabilização/plano plano e de reposicionamento anterior habitualmente utilizados, as talas oclusais macias têm demonstrado benefícios em doentes com DTM.

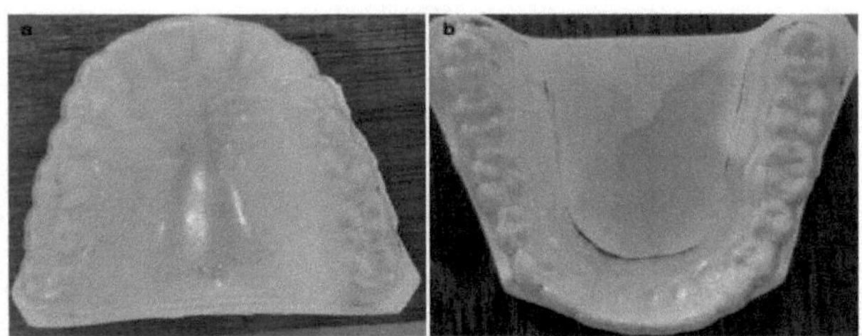

Soft splint (a) Adapted on maxillary cast; (b) Adapted on mandibular cast

Recentemente, foi introduzido um novo tipo de protetor bucal, o Aqualizer. O Aqualizer funciona de acordo com a Lei de Pascal, produzindo o seu efeito ao distribuir uniformemente o fluido ao morder.

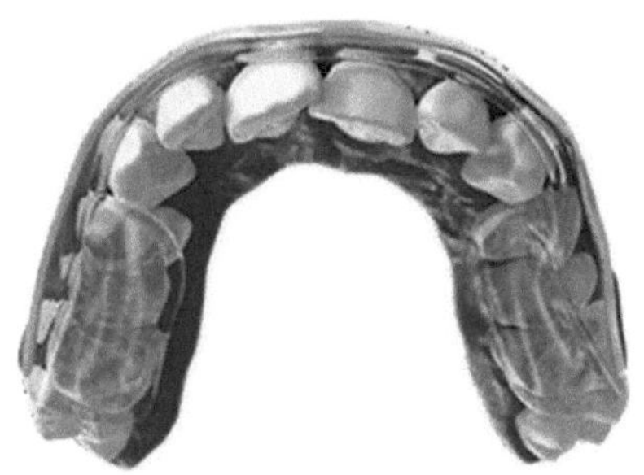

Aqualizador

Fisioterapia

Está documentado que a imobilização prolongada dos maxilares devido a DTMs ou lesão traumática do côndilo tem um efeito deletério na ATM e nos músculos faciais, causando alterações degenerativas da cartilagem e do osso nas superfícies articulares e à sua volta, nos tecidos moles circundantes, alterações do líquido sinovial, contracturas do tecido fibroso e fraqueza muscular. A nutrição da sinóvia depende da função normal da articulação.

Exercício passivo do maxilar

Permite que o doente faça o exercício manualmente (abertura através do alongamento dos dedos) ou com um dispositivo como os abridores ou activadores dos maxilares. Aumenta gradualmente a abertura interincisal e reduz significativamente a dor, melhorando a mobilidade do maxilar à medida que os músculos encurtados recuperam o seu comprimento normal. É normalmente efectuada como parte dos cuidados pós-operatórios após uma intervenção cirúrgica como a artrocentese, a artroscopia ou a cirurgia aberta da ATM. É

também eficaz para pacientes com trismo associado ao músculo, dor miofascial e

É relativamente contraindicado em pacientes com deslocamento grave do disco da ATM sem redução, devido ao risco de danos adicionais ao disco e ao tecido retrodiscal.

Exercícios activos/assistidos dos maxilares

É realizado iniciando a musculatura do maxilar do próprio doente (ao contrário do dispositivo de abertura do maxilar que permite que os músculos sejam passivos). Isto permite ao doente ativar a musculatura supra-hióidea (genio-hióidea, milo-hióidea, digástrica e estilo-hióidea) e inativar os elevadores da mandíbula (pterigóidea medial, masseter, temporal), causando o relaxamento dos músculos mastigatórios hiperactivos, facilitando assim a abertura interincisal máxima. Os exercícios assistidos são úteis após a cirurgia da ATM, artroscopia, artrotomia e deslocação permanente do disco sem redução, para melhorar a amplitude dos movimentos mandibulares.

Exercícios isométricos

O doente é aconselhado a colocar a mão por baixo do queixo e a iniciar o exercício contra a resistência da palma da mão, abrindo lentamente a boca. Do mesmo modo, numa posição de boca aberta, os dedos do doente são colocados na ponta incisal dos incisivos e aconselha-se a fechar a boca contra a resistência. Em seguida, abrir a mandíbula em posição protrusiva lateral direita e esquerda contra a resistência da mão, mantendo-a durante 3 a 5 segundos de cada lado para ativar os músculos isometricamente. Estes exercícios beneficiam os doentes jovens que se queixam de um estalido precoce indolor. Os exercícios isométricos podem ser recomendados em caso de desarranjos discais com dor e trismo.

Terapia termal

Os agentes térmicos podem ser aplicados sob a forma de calor ou de frio. O calor é frequentemente utilizado sob a forma de compressas quentes, causando vasodilatação, aumentando assim o fluxo sanguíneo e reduzindo a dor. Outro conceito subjacente à terapia térmica é o bloqueio dos impulsos das fibras c, explicado de acordo com a teoria do controlo da porta. É benéfica a aplicação de fomentação quente utilizando uma toalha húmida quente ou uma garrafa quente sobre uma toalha aplicada sobre a área sintomática durante 10 a 15 minutos, não excedendo 30 minutos

A terapia de arrefecimento reduz a transmissão de impulsos através das terminações nervosas, provocando uma diminuição da perceção da dor e causando também o relaxamento dos músculos. Provoca vasoconstrição local e ajuda a reduzir o espasmo muscular. A utilização do frio inclui sprays refrigerantes de fluorometano. Um método mais simples para a fomentação do frio consiste na utilização de um saco de gelo durante um período de aplicação não superior a 5 a 7 minutos, seguido de um período de aquecimento antes da aplicação seguinte, não superior a 20-30 minutos.

Injeção muscular

O ponto de gatilho é uma área de hiperirritabilidade nos tecidos que, quando comprimida, se torna sensível e hipersensível, provocando dor referida. Deve-se a um traumatismo, a um espasmo/contração sustentado ou a uma tensão muscular aguda. As injecções de anestesia local (AL) permitem

o médico pode esticar os músculos ao máximo sem dor e desconforto para o doente.

As injecções de AL (lidocaína a 2%) nos pontos de gatilho têm duas funções. Uma é eliminar a dor local e a outra é diagnosticar a origem da dor. O anestésico local bloqueia o efeito excitatório central sobre o ponto de gatilho. O seu efeito vasodilatador melhora a perfusão vascular numa área, permitindo que os metabolitos e os mediadores inflamatórios que podem induzir dor sejam prontamente removidos pelo aumento do fluxo sanguíneo na área.

Técnicas de redução do stress

Relaxamento e Biofeedback

As técnicas de redução do stress e de relaxamento podem ser modalidades de tratamento eficazes nas DTM. Podem ser utilizadas cassetes áudio numa tentativa de treinar padrões de respiração sincronizados e técnicas de relaxamento específicas. As terapias de relaxamento substitutivas e activas podem ser utilizadas para reduzir o stress emocional do doente.

A terapia de relaxamento substitutiva envolve a modificação do comportamento ou do estilo de vida através do envolvimento em alguns passatempos, desportos ou actividades recreativas. A terapia de relaxamento ativo consiste em treinar os doentes para relaxarem voluntariamente os músculos sintomáticos com uma voz calma e tranquilizadora durante algumas sessões dadas pelo formador. Isto aumenta o fluxo sanguíneo, reduz o stress emocional e elimina a dor.

A técnica de Biofeedback utiliza a eletromiografia (EMG) e a temperatura da pele para medir a função fisiológica do paciente e a sua resposta ao tratamento. A informação obtida é transmitida ao doente por meio de um metro ou de um som, para que o doente possa avaliar o nível de relaxamento, ajustar o nível de relaxamento e medir o progresso. O objetivo é conseguir a autorregulação psicológica e controlar a relação entre a tensão muscular e a dor.

Acupunctura

A acupunctura é um tratamento alternativo que pode ser implementado com outras modalidades de tratamento no decurso de um tratamento não cirúrgico. Os seus defensores afirmam que utiliza a relação entre o fluxo de energia através dos meridianos, as forças vitais positivas e negativas e os elementos naturais. São utilizadas agulhas finas para restabelecer o fluxo de energia nas zonas.

O primeiro mecanismo de ação é a teoria do controlo da porta, que afirma que a agulha produz uma estimulação indolor, fazendo com que as portas neuronais se fechem e impeçam a propagação do sinal de dor para a medula espinal. Outros incluem a libertação de opiáceos neuronais (encefalinas e endorfinas) que inundam os interneurónios aferentes, bloqueando a sensação de dor, a promoção de ondas alfa e o reequilíbrio do padrão de fluxo de iões eléctricos, que, quando perturbado, pode provocar dor.

Psicoterapia

DTMs podem apresentar-se como somática expressão de qualquer subjacente perturbação psiquiátrica/psicológica como a depressão. Devem ser avaliados e obtidos antecedentes pessoais/familiares adequados de qualquer doença psiquiátrica, abuso de substâncias e abuso físico/sexual. As perturbações de ansiedade ocorrem frequentemente em doentes com síndromes de dor crónica. Uma vez identificada a componente psiquiátrica, a consulta de psiquiatria para tratamento adjuvante é obrigatória para os factores contribuintes. Este inclui terapia cognitiva e comportamental, envolvimento em grupos de apoio e farmacoterapia.

Farmacoterapia

O tratamento farmacológico das DTM envolve uma combinação de vários medicamentos para aliviar os sinais e sintomas. Um analgésico ou métodos multimodais de analgesia podem ser utilizados para prescrever várias classes diferentes de medicamentos com base nos sinais e sintomas e na história relevante apresentada pelo doente. As várias classes de medicamentos prescritos incluem analgésicos, corticosteróides, ansiolíticos, antidepressivos, relaxantes musculares, anestésicos locais e anticonvulsivantes.

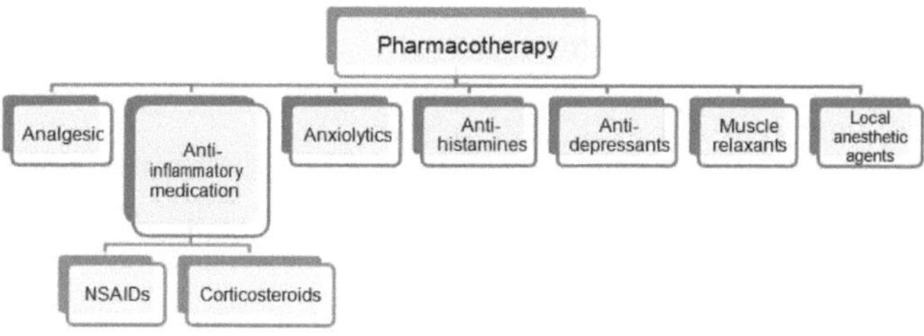

Vários agentes farmacológicos utilizados nas DTMs

Analgésicos

Os analgésicos e anti-inflamatórios são os medicamentos que aliviam as condições inflamatórias como a sinovite, a miosite, a capsulite, a deslocação sintomática do disco e a osteoartrite. Incluem os anti-inflamatórios não esteróides (AINE) e os andopióides.

Os AINEs são competitivos, reversíveis, inibidores do sítio ativo da enzima ciclo-oxigenase, impedindo assim a formação de prostaglandinas. A sua ação é rápida e é geralmente bem tolerada pelos doentes. O espetro de segurança dos AINEs é mais elevado do que o dos analgésicos opióides. Causam menos dependência/tolerância e podem ser utilizados para tratar a dor ligeira a moderada nas DTM.

Técnicas de intervenção:
As técnicas de intervenção envolvem procedimentos minimamente invasivos que visam estruturas específicas da ATM para aliviar a dor e melhorar a função. Algumas das técnicas de intervenção mais utilizadas incluem:

Injecções intra-articulares

As injecções intra-articulares envolvem a injeção de medicamentos, como corticosteróides ou ácido hialurónico, diretamente na ATM. Estas injecções podem ajudar a reduzir a inflamação, aliviar a dor e melhorar a mobilidade da articulação.

Medicamentos utilizados: Podem ser utilizados vários tipos de medicamentos para a administração intra-articular

injecções, incluindo:

- Corticosteróides: Estes são medicamentos anti-inflamatórios potentes que podem ajudar a reduzir o inchaço, a dor e a inflamação na ATM.
- Ácido hialurónico: O ácido hialurónico é uma substância natural presente no fluido articular que ajuda a lubrificar a articulação e a proporcionar amortecimento. As injecções de ácido hialurónico podem ajudar a melhorar a mobilidade das articulações e a reduzir a dor.
- Anestésicos locais: Os anestésicos locais, como a lidocaína ou a bupivacaína, podem proporcionar um alívio temporário da dor, anestesiando a articulação e os tecidos circundantes.

Procedimento: O procedimento de injeção intra-articular para a ATM envolve normalmente os seguintes passos:

- Preparação: O historial médico do doente é revisto e é realizado um exame físico para avaliar a ATM e determinar o local de injeção adequado.
- Esterilização: A pele à volta do local da injeção é limpa e esterilizada para minimizar o risco de infeção.
- Anestesia: Pode ser administrada anestesia local para anestesiar o local da injeção e minimizar o desconforto durante o procedimento.
- Colocação da agulha: É introduzida uma agulha no espaço da ATM sob a orientação da palpação ou de técnicas de imagem, como o ultrassom ou a fluoroscopia.

- Injeção de medicamentos: O medicamento escolhido é injetado no espaço da ATM.

A dosagem específica e o volume de medicação dependem do estado do indivíduo e do julgamento do profissional de saúde.

- Cuidados pós-injeção: Após a injeção, o doente pode ser aconselhado a descansar o maxilar, a aplicar gelo ou calor na área e a evitar actividades extenuantes durante um período de tempo específico. Podem ser marcadas consultas de acompanhamento para monitorizar a resposta à injeção e ajustar o plano de tratamento, se necessário.

Eficácia e riscos: As injecções intra-articulares podem proporcionar um alívio significativo da dor e melhorar a função articular em muitos indivíduos com perturbações da ATM. No entanto, a eficácia e a duração do alívio da dor podem variar consoante os doentes. É importante notar que

que, embora estas injecções possam ser benéficas, não são uma cura para a doença subjacente que causa a dor na ATM.

Os riscos e as potenciais complicações associadas às injecções intra-articulares incluem infeção, hemorragia, reacções alérgicas, danos nas estruturas circundantes, agravamento temporário dos sintomas e, raramente, necrose avascular (morte do tecido ósseo) ou infeção da articulação.

Abordagem multimodal: As injecções intra-articulares são frequentemente utilizadas como parte de um plano de tratamento abrangente que pode incluir outras intervenções, como fisioterapia, aparelhos orais, medicação para a dor e modificações do estilo de vida.

Ablação por radiofrequência

A ablação por radiofrequência (RFA) é um procedimento que utiliza o calor gerado pelas ondas de radiofrequência para destruir seletivamente as fibras nervosas responsáveis pela transmissão dos sinais de dor da ATM. A RFA pode proporcionar um alívio duradouro da dor em indivíduos com dor crónica na ATM.

Procedimento: Durante a ablação por radiofrequência, uma agulha especializada com um elétrodo na ponta é inserida perto do nervo ou da via nervosa visada. Antes do procedimento, é normalmente administrada anestesia local para anestesiar a área e reduzir o desconforto.

A orientação por imagem, como a fluoroscopia ou a ecografia, pode ser utilizada para garantir a colocação exacta da agulha.

Fornecimento de energia térmica: Depois de a agulha estar corretamente posicionada, a corrente de radiofrequência é aplicada através do elétrodo, criando uma pequena área de calor controlado. Esta energia térmica é então utilizada para interromper a função dos nervos visados, criando uma lesão ou ablação. O calor gerado pelo elétrodo modula ou interrompe a transmissão dos sinais de dor ao longo dos nervos, proporcionando o alívio da dor.

Direcionamento do nervo: No contexto da dor na ATM, a ablação por radiofrequência pode ser utilizada para direcionar nervos específicos envolvidos na transmissão de sinais de dor a partir da região da ATM. Os nervos específicos visados dependem do padrão de dor do indivíduo e da avaliação do profissional de saúde.

Duração do alívio da dor: A ablação por radiofrequência pode proporcionar um alívio duradouro da dor, muitas vezes variando de vários meses a um ano ou mais. No entanto, a duração do alívio da dor varia consoante os indivíduos, e o procedimento pode ter de ser repetido se a dor voltar a aparecer.

Recuperação pós-procedimento: Após o procedimento de ablação por radiofrequência, o doente pode sentir algum desconforto ou dor localizada no local de inserção da agulha. Normalmente, são recomendados sacos de gelo e analgésicos de venda livre para aliviar qualquer desconforto pós-procedimento. Normalmente, o doente pode retomar as suas actividades normais pouco tempo depois do procedimento.

Riscos e complicações: Embora a ablação por radiofrequência seja considerada um procedimento seguro, os potenciais riscos e complicações podem incluir infeção, hemorragia, danos nos nervos, reacções alérgicas à anestesia local e exacerbação temporária da dor. Estes riscos são geralmente reduzidos quando o procedimento é efectuado por um profissional de saúde qualificado e experiente.

Abordagem multimodal: A ablação por radiofrequência é frequentemente utilizada como parte de um plano de tratamento abrangente que inclui outras intervenções, como fisioterapia, medicação, modificações do estilo de vida e outras técnicas de controlo da dor. A combinação de terapias ajuda a otimizar o alívio da dor e a melhorar os resultados globais.

Injecções de Toxina Botulínica

As injecções de toxina botulínica, vulgarmente conhecidas como injecções de Botox, podem ser utilizadas para relaxar temporariamente os músculos à volta da ATM. Ao reduzir a hiperatividade e a tensão muscular, as injecções de Botox podem aliviar a dor da ATM e os sintomas associados.

Intervenções cirúrgicas

As intervenções cirúrgicas são consideradas quando as abordagens conservadoras e de intervenção não proporcionam um alívio adequado ou em casos de disfunção grave da ATM. As opções cirúrgicas podem incluir:

Artrocentese e artroscopia: A artrocentese envolve a inserção de pequenas agulhas no espaço articular para irrigar e eliminar detritos, reduzir a inflamação e melhorar a função articular. A artroscopia é um procedimento cirúrgico minimamente invasivo que utiliza uma pequena câmara e instrumentos cirúrgicos para visualizar e tratar as condições internas da ATM, como a deslocação do disco ou aderências.

Artrocentese

A artrocentese é considerada como o procedimento de primeira linha e uma das intervenções menos invasivas para os distúrbios internos da ATM. Envolve a lise e a lavagem do espaço articular e é tradicionalmente efectuada de forma fechada, sem visualização da articulação. Envolve a irrigação ativa do espaço articular juntamente com a manipulação da articulação. Ajuda a libertar aderências, melhora a função, elimina mediadores inflamatórios da articulação e é também utilizada para a administração intra-articular de agentes farmacológicos. Como qualquer outro procedimento cirúrgico, a artrocentese não pode ser efectuada em todos os doentes diagnosticados com DTM e tem indicações definitivas para um resultado favorável.

Classificação:

Şentürk MF et al. classificaram as técnicas de artrocentese da ATM, com base no número de punções utilizadas para aceder à articulação e efetuar a lavagem.

(a) Artrocentese de punção única (SPA)

(b) Artrocentese de dupla punção (DPA).

A SPA é ainda classificada de acordo com o número de agulhas utilizadas. Tipo 1: Método da cânula de agulha única (SPA Tipo 1)

Tipo 2: Método de punção única com cânula de agulha dupla/dupla (SPA Tipo 2)

Artrocentese de dupla punção (DPA)

Esta técnica utiliza duas agulhas inseridas de forma independente, que devem ser trianguladas e localizadas no espaço articular superior para a lise. Nitzan DW et al. descreveram a técnica tradicional de artrocentese de dupla punção, que continua a ser o método preferido pela maioria dos cirurgiões em todo o mundo. Esta abordagem permite a lavagem de grandes volumes da articulação, bem como a aspiração e injeção intra-articulares, quando necessário.

Artrocentese de punção única (SPA)

A artrocentese de punção única requer apenas uma punção no compartimento articular superior. É considerada segura, fácil de executar, com tempo de procedimento reduzido e minimamente invasiva.

Artrocentese com injeção intra-articular

Após uma irrigação adequada, recomenda-se a injeção de corticosteróides ou de hialuronato de sódio para reduzir a inflamação intra-capsular e melhorar a função. Também são úteis para reduzir a dor e a disfunção associadas ao processo inflamatório nas articulações e reduzir a fricção funcional. A injeção de hialuronato de sódio na articulação demonstrou um efeito analgésico mais rápido e duradouro, uma vez que se trata de um polissacárido viscoso de elevado peso molecular que lubrifica e permite a proteção subsequente da cartilagem articular. De acordo com Alpaslan et al. independentemente da melhoria dos sintomas das DTMs em resultado das injecções intra-articulares, o prognóstico após a sua utilização é imprevisível, uma vez que os efeitos secundários locais podem influenciar os resultados. Os efeitos secundários da injeção intra-articular de glucocorticóides incluem a destruição da cartilagem articular, infeção e progressão da doença articular degenerativa já diagnosticada. Embora muitos autores defendam os benefícios da utilização de uma lavagem pós-cirúrgica da articulação com uma dose única de esteroide (succinato sódico de hidrocortisona) após a lavagem da articulação, sem efeitos adversos clínicos óbvios. A lavagem com uma dose única de esteroide tem a vantagem de reduzir a sinovial existente

inflamação e redução do edema pós-cirúrgico/artrose. Kopp et al. verificaram que a artrocentese da ATM com injecções intra-articulares de hialuronato de sódio e corticosteróides é conhecida por reduzir os sintomas clínicos e a disfunção sentida pelos pacientes. Girrardi GB et al. demonstraram que tanto a betametasona como o hialuronato de sódio produzem resultados semelhantes após a artrocentese e podem ser utilizados com segurança.

Artroscopia

Indicações e contra-indicações :

A seleção meticulosa dos doentes é a chave para o sucesso do tratamento. Existem várias indicações e contra-indicações que requerem consideração para a artroscopia da articulação temporomandibular.

A Associação Americana de Cirurgiões Orais e Maxilofaciais enumerou cinco indicações principais para a artroscopia da ATM:

(1) desarranjo interno da ATM, principalmente nos estádios 2-4 de Wilkes

(2) doença articular degenerativa

(3) sinovite,

(4) hipermobilidade dolorosa ou luxação recorrente do disco

(5) hipomobilidade causada por aderências intra-articulares

Vantagens da artroscopia da ATM

- Visualização direta do espaço articular.
- Diagnóstico preciso da articulação patológica sob visão direta.
- Podem ser efectuadas biópsias e colheitas de fluidos.
- Procedimento minimamente invasivo.

Limitações da artroscopia da ATM:

- Disponibilidade do equipamento.
- É necessária a competência do operador e uma formação suficiente. Trata-se de um procedimento sensível do ponto de vista técnico.
- O procedimento deve ser interrompido em caso de punção desfavorável ou de complicação.

Artroscopia avançada para a ATM

As técnicas avançadas de artroscopia são indicadas quando a doença articular não responde ao tratamento médico e aos procedimentos minimamente invasivos, mas requer modificações estruturais na articulação e à sua volta.

Enquanto a artrocentese da ATM é útil para casos de bloqueio fechado de início agudo, a artroscopia da ATM proporciona uma visão mais

Substituição da articulação: Em casos graves de disfunção da ATM ou

lesão articular. Referência:

1. Granger ER. Oclusão na dor da articulação temporomandibular. JADA. 1958;56:659-64.

2. Hankey GT. Artrose da articulação temporomandibular. Análise de 150 casos. Br Dent J. 1954;97:249-70.

3. Manfredini D, et al. Desordens temporomandibulares e oclusão dentária. Uma revisão sistemática de estudos de associação: fim de uma era? J Oral Rehabil. 2017;44:908-23.

Capítulo 7

AVANÇOS RECENTES

Novos avanços em imagiologia:

Estão a surgir algumas tecnologias mais recentes para a deteção de determinadas DTMs. Um desses novos avanços é a tomografia volumétrica digital (TVD). Foi desenvolvida pela primeira vez para angiografia em 1982, tendo posteriormente encontrado a sua aplicação na imagiologia maxilofacial. Shetty US et al. relataram a utilização da TVP para avaliar as alterações condilares. A planigrafia é outra modalidade semelhante à imagem panorâmica, mas com opções especializadas para a ATM.

As opções actuais de tratamento das DTM incluem técnicas não invasivas, minimamente invasivas e invasivas. Na maioria das vezes, é aplicada uma combinação destes tratamentos numa tentativa de abordar tanto a causa potencial como os sintomas resultantes das DTM. Exemplos de tratamentos não invasivos são as talas oclusais, os medicamentos, a fisioterapia e a acupunctura. Embora a utilização de ortodontia oclusal seja praticada desde o século XVIII e ainda seja amplamente utilizada, a eficácia deste método continua a ser questionável. Dependendo da gravidade da DTM, podem ser prescritas várias classes de medicamentos orais ou tópicos aos doentes com DTM para aliviar a dor e o desconforto. Embora os AINEs (medicamentos anti-inflamatórios não esteróides) orais sejam os mais comuns, opções alternativas, tais como

Estão disponíveis relaxantes, ansiolíticos, opiáceos e até medicamentos tópicos. Apesar de
Apesar da facilidade de utilização e da popularidade destes medicamentos, o número de estudos que apoiam ou refutam a eficácia a longo prazo das intervenções farmacológicas é semelhante. As opções de tratamento minimamente invasivas incluem injecções intra-articulares, artrocentese e artroscopia. Embora estas opções possam ser bastante invasivas, especialmente a artroscopia, continuam a ser classificadas como minimamente invasivas. Através de injecções intra-articulares, medicamentos como os corticosteróides isolados ou em combinação com hialuronato de sódio de elevado peso molecular podem ser administrados diretamente na articulação em qualquer um ou em ambos os compartimentos articulares. A vantagem destas técnicas reside na capacidade de obter acesso direto ao espaço articular. Embora vários estudos tenham relatado uma melhoria significativa dos sintomas de DTM, não são recomendadas injecções repetidas e/ou artroscopias, pelo que a eficácia a longo prazo destes tratamentos continua a ser questionável. Na artrocentese, normalmente são inseridas duas agulhas no espaço superior da ATM, seguidas de irrigação do espaço com soro fisiológico. O objetivo da artrocentese é lavar os mediadores

inflamatórios responsáveis pela inflamação na articulação. Pensa-se também que a irrigação e a lavagem sob altas pressões podem potencialmente remover as aderências para melhorar a mobilidade da articulação. Em alguns relatórios, foi injectada morfina no espaço articular após a irrigação com soro fisiológico.

A artrocentese foi relatada como sendo altamente bem sucedida para o tratamento de DTM a longo e curto prazo, com uma taxa de sucesso de tratamento de 83,5%. A artroscopia é semelhante, mas com a capacidade de visualizar e manipular o espaço intra-articular. Pode

agora pode ser realizada com endoscópios de diâmetro extremamente pequeno e permite

remoção e tratamento de tecidos intra-articulares patológicos. Com uma seleção adequada dos doentes, a taxa de sucesso da artroscopia pode ser de 85-90%. Os tratamentos invasivos incluem a cirurgia articular aberta (artrotomia), representada pela modificação dos componentes da articulação ou pela substituição completa de toda a articulação por próteses autógenas ou aloplásticas (artroplastia). Exemplos de casos em que a cirurgia pode ser a única opção incluem a anquilose, a neoplasia, a luxação crónica ou recorrente e as perturbações do desenvolvimento. A comparação dos benefícios entre os procedimentos cirúrgicos é difícil porque, ao contrário dos tratamentos farmacológicos, o controlo com placebo não é possível, por razões éticas. A reparação e o reposicionamento do disco não são favorecidos devido ao sucesso de curta duração deste procedimento. A discectomia (remoção completa do disco da ATM), pelo contrário, ainda é muito utilizada e pode ter um efeito positivo significativo a longo prazo no tratamento de doentes com DTM avançada que não respondem ao tratamento não invasivo. No entanto, este procedimento não pode evitar a osteoartrose, que eventualmente se manifesta como remodelação regressiva dos côndilos mandibulares, destruição da superfície articular condilar e formação de osteófitos. A implantação de alternativas sintéticas ao disco, como o TeflonProplast ou implantes de silicone, teve resultados desastrosos. A substituição do disco da ATM por enxertos dérmicos autólogos também não proporcionou vantagens significativas em relação à discectomia. O único benefício que estes enxertos tiveram sobre a discectomia foi a minimização do crepitar nas ATMs sem disco. Não se observou um sucesso esmagador com outros tipos de implantes, como o ear cartilagem, enxerto de pele de espessura total ou utilização do músculo temporal pediculado

As abordagens de substituição e reconstrução total da articulação, utilizando tecidos autólogos ou próteses metálicas, também têm sido exploradas. Em termos muito simplificados, a reconstrução autóloga é preferida nas crianças devido à capacidade de crescimento e remodelação dos implantes autólogos, enquanto a aloplastia é preferida nos adultos. Embora a erosão e a formação de osso heterotópico estejam descritas nos casos em que são utilizados dispositivos aloplásticos, as próteses mais recentes, feitas à medida, parecem oferecer resultados favoráveis até aos 15 anos. Atualmente, a reparação e substituição dos componentes dos tecidos da ATM constitui uma necessidade não satisfeita, realçando a importância do desenvolvimento de novas abordagens para o tratamento de pacientes com DTM. As abordagens de engenharia de tecidos têm surgido como opções de tratamento promissoras para distúrbios músculo-esqueléticos. Desde a introdução destes métodos, foram feitos esforços significativos para conceber e produzir componentes da ATM que tenham a capacidade de reproduzir as propriedades mecânicas e bioquímicas dos tecidos nativos.

Referências:

1. Gatchel RJ, Stowell AW, Wildenstein L, Riggs R, Ellis E. Eficácia de uma intervenção precoce para pacientes com dor aguda relacionada com desordem temporomandibular: um estudo de resultados de um ano. J Am Dent Assoc. 2006; 137:339-347. [PubMed: 16570467]

2. Solberg WK, Woo MW, Houston JB. Prevalência de disfunção mandibular em adultos jovens. J Am Dent Assoc. 1979; 98:25-34. [PubMed: 282342]

Capítulo 8

CONCLUSÃO

Apesar das provas em contrário, muitos dentistas ainda se agarram a crenças e práticas ultrapassadas relativamente à etiologia e à gestão das desordens temporomandibulares crónicas (DTM). As perturbações de dor crónica requerem uma abordagem multidisciplinar com um forte enfoque nos factores psicológicos. É provável que o tratamento falhe e haja recaídas se esses factores não forem considerados. A maioria dos problemas de dor temporomandibular crónica são extracapsulares e de origem miofascial. Nestes casos, os tratamentos mecanicistas ou invasivos podem ser inadequados e podem causar danos. As medidas conservadoras utilizadas para outros tipos de dor muscular crónica são geralmente recomendadas. Todos os profissionais de saúde que lidam com a dor aguda e crónica devem estar cientes dos grandes avanços recentes na compreensão dos mecanismos da dor. Juntamente com as considerações psicossociais, estes aspectos devem ser realçados nos programas de formação inicial e contínua.

É essencial para um clínico que lida com a ATM e os seus distúrbios compreender a influência dos hábitos parafuncionais, o estado da dentição e a influência dos músculos associados à ATM. Compreender a sincronia do movimento da articulação com os outros componentes do sistema estomatognático, bem como o equilíbrio do movimento da articulação e o movimento do disco, também é vital. Qualquer

a interferência num dos componentes acima referidos pode afetar significativamente o
forma e função da articulação temporomandibular. É necessária uma formação e experiência adequadas para lidar com os problemas associados a esta articulação.

Referências:

1. Lanz W. Discitis Mandibularis. Zentralbl Chir. 1901;36:289-90. 5. Pringle

J. Deslocamento do menisco mandibular e seu tratamento. Br J Surg. 1918;6:385-92.

2. Wakeley C. A causa e o tratamento da deslocação da cartilagem mandibular.

Lancet. 1929;2:543-4.

3. Dingman RO, Moorman WC. Meniscectomia no tratamento de lesões da articulação temporomandibular. J Oral Surg. 1951;9:214-20.

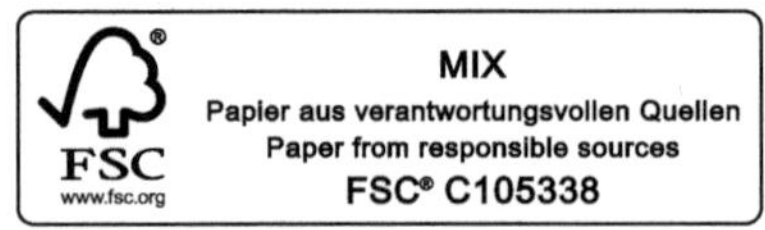

Printed by Books on Demand GmbH, Norderstedt / Germany